La pharmacie familiale au naturel

Collection ***Je choisis le naturel !***

Dans la même collection

Santé et bien-être par les plantes

Santé et bien-être par les huiles essentielles

Ces précieuses plantes de Méditerranée

Sans viande et très heureux

Beauté et Bien-être à l'orientale

Plantes, huiles et parfums de beauté

Sauvages et médicinales

Sauvages et comestibles

Plantes colorantes, teintures végétales

Toujours jeune au naturel

L'oléologie – Savoir déguster l'huile d'olive comme de vin

Sauvages et toxiques

Vins médicinaux et élixirs de santé

Les huiles essentielles culinaires

Édisud, un éditeur de La Compagnie des éditions de la Lesse
Le Vieux-Lavoir, 30, avenue des Écoles-Militaires
13100 Aix-en-Provence – France
Tél. 04 42 21 61 44 – Fax 04 42 21 56 20
www.edisud.com – info@edisud.com

ISBN 978-2-7449-0837-8

Christine Cieur-Tranquard

La pharmacie familiale au naturel

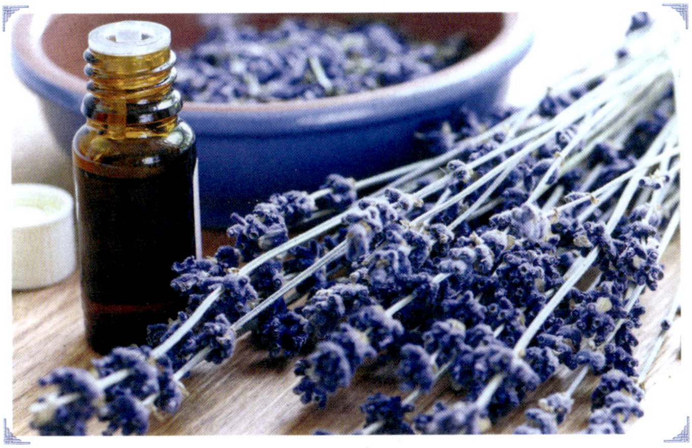

ÉDISUD

À Patrick, sans qui ce livre n'aurait jamais vu le jour, pour le temps que je ne t'ai pas donné et grâce auquel le livre a pu être écrit, ponctué de tes précieux conseils.
À mes parents (papa le verra avec d'autres "yeux"), à mes sœurs et à mon frère qui m'ont toujours encouragée et soutenue de leur amour.
À Claire et à Vincent, mes enfants de cœur.
À mes amis qui se reconnaîtront : Françoise, François et tous les autres...

Remerciements

Un grand merci à :
Marie-Claude Paume, d'une part pour tes magnifiques photos, tes conseils et encouragements, et d'autre part parce que tu es à l'origine de ce livre.
Gilbert Julliard, président de l'association Phyto 2000, sans qui je n'aurais pas rencontré Marie-Claude.
Marjolaine et Éric, pour votre affectueuse contribution photographique.
Danielle Roux, rédactrice en chef de la "phytothérapie européenne", pour m'avoir mis le pied à l'étrier de l'enseignement et pour tes encouragements constants.
Danielle Tallec, médecin phytothérapeute et présidente du collège de phyto-aromathérapie et de médecines de terrain de langue française, pour ta confiance et ton amitié.
Béatrice Bredel, Marie Astrid Ganzin et Véronique Gouriou pour les moments partagés et l'amitié...

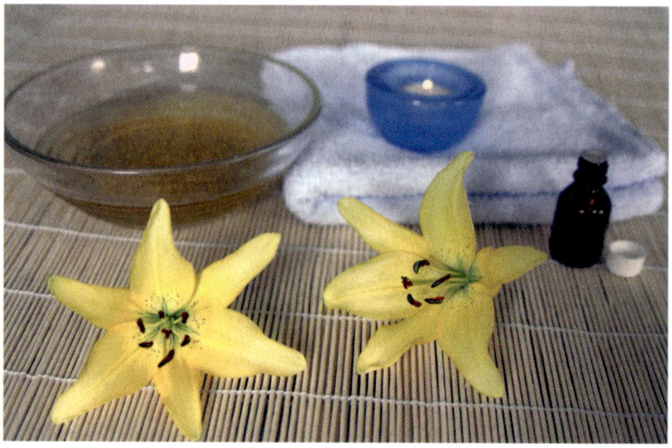

Crédits photographiques

Toutes les photos sont de l'auteur sauf

Pages 55, 61, 64, 75, 79, 88, 94, 97 (en bas), 107, 132, 149 :
© Marie-Claude Paume
Page 86 : © Vely/Fotolia.com
Pages 6, 119 : © Rebvt/Fotolia.com
Pages 57, 67, 4e de couverture (au milieu) : © Liv Friis-larsen/Fotolia.com
Page 71 : © Bilderbox/Fotolia.com
Page 140 : © Sil/Fotolia.com
Pages 2, 88, 1re de couverture : © Elena Elisseeva/Fotolia.com
Page 121 (à droite) : © Godfer/Fotolia.com
Page 10 : © Olga Lyubkina/Fotolia.com
Page 121 (à gauche) : © Yuri Arcurs/Fotolia.com
Pages 120, 4e de couverture (4e photo) : © Edvard Kirbus/Fotolia.com
Page 11 (en haut) : © ricky-68fr/Fotolia.com
Page 11 (en bas à gauche) : © Beboy/Fotolia.com
Page 102 : © Cathy stancil/Fotolia.com
Page 50 : © TeamArbeit/Fotolia.com
Page 39 : © Raphaël Haentjens/Fotolia.com
Page 92 : © Marlee/Fotolia.com
Page 69 : © Mtsyri/Fotolia.com
Page 128 : © PictureArt/Fotolia.com
Page 85 : © Dusan Zidar/Fotolia.com
Pages 63, 4e de couverture (en haut) : © Kalou/Fotolia.com
Pages 114, 123 (en haut) : © Richard Villallon/Fotolia.com
Page 54 : © John Tomaselli/Fotolia.com
Page 103 : © Gabrieldome/fotolia.com
Page 122 : © Sophie Rétif/Fotolia.com
Pages 46, 4e de couverture (2e photo) : © Susanne Güttler/Fotolia.com
Pages 11 (en bas à droite), 53 : © Iosif Szasz-Fabian/Fotolia.com
Pages 4, 87 : © RRF/Fotolia.com
Page 134 : © Monkey Business/Fotolia.com
Page 22 : © Viktor/Fotolia.com
Page 124 : © 2B/Fotolia.com
Page 40 : © Zoïd/Fotolia.com
Page 70 : © Laboratoire EONA
Page 98 : © Halfton/Fotolia.com
Page 106 : © Robynmac/Fotolia.com

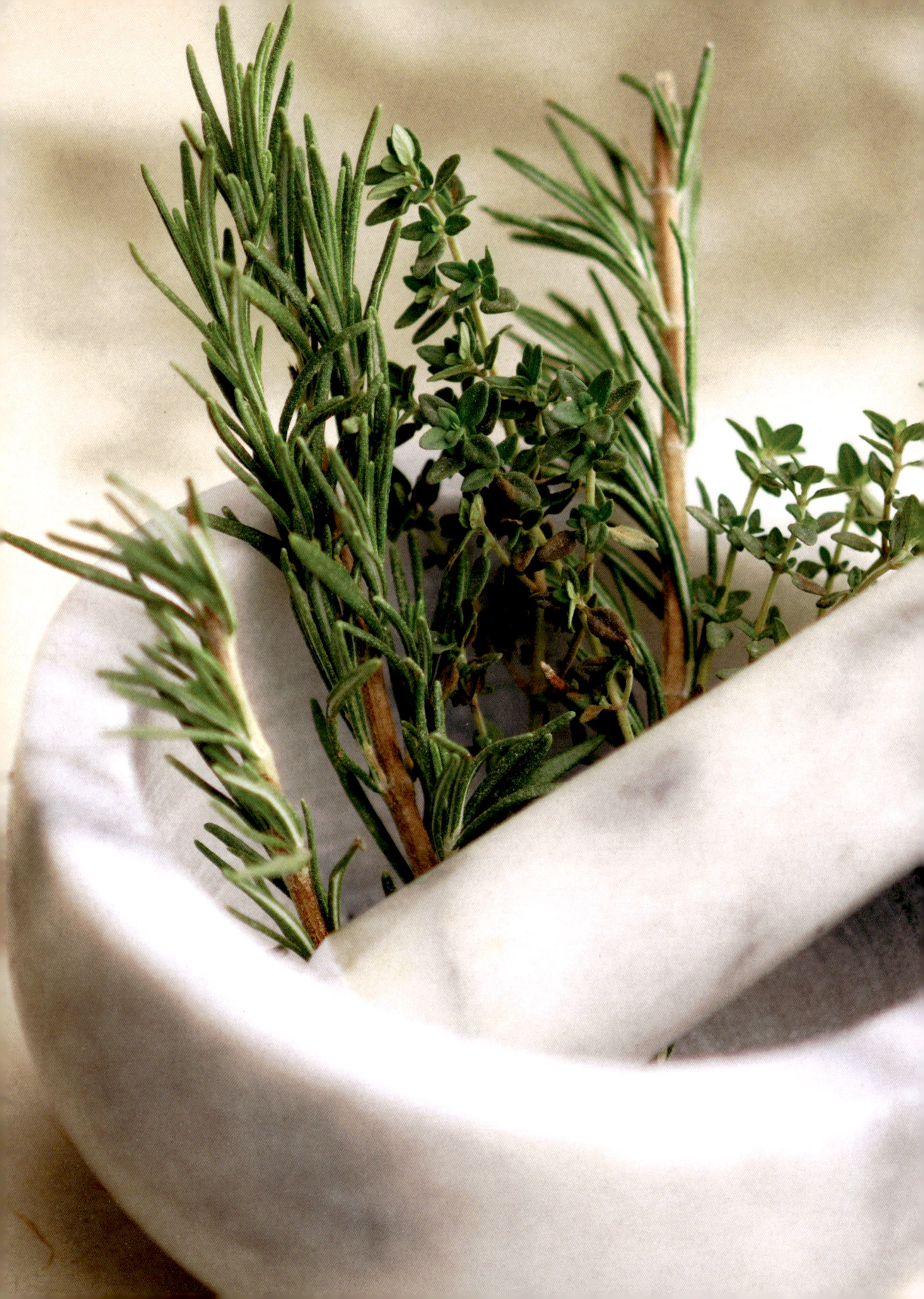

Introduction

L'histoire des remèdes naturels se confond avec celle de l'humanité. L'aventure commence avec la perception "sensible", par les premiers hommes, de leur environnement, qui fait état du lien indéfectible établi entre microcosme et macrocosme.

Tout d'abord, l'homme a su observer les phénomènes naturels en établissant des relations de causes à effets. C'est ainsi qu'il a construit son habitation à l'endroit où les animaux étaient en plus grand nombre, où les végétaux poussaient mieux, comme pour signaler un endroit bénéfique. Le regard attentif au comportement animal lui a fourni des renseignements aussitôt mis en pratique : les animaux se roulent dans la boue pour soigner leurs problèmes de peau, les chimpanzés de Tanzanie utilisent une plante, l'aspilia, contre leurs maux d'estomac, les chats se purgent en mangeant de l'herbe...

D'autre part, la contemplation des formes, puis la compréhension de la "signature" des éléments lui a permis d'aller plus loin dans l'établissement de parallèles entre la maladie et le remède : les renflements caractéristiques de la racine de ficaire la destinait au traitement local des hémorroïdes, le saule qui pousse les pieds dans l'eau était sensé traiter les maladies "humides" telles que les rhumatismes. Beaucoup plus tard, l'analyse chimique a permis de confirmer ses utilisations empiriques.

Les remèdes naturels font appel aux trois règnes : minéral, végétal et animal. Ils agissent sur les trois éléments fondateurs que sont le corps, l'âme et l'esprit de l'homme. Ainsi, respirer l'odeur du pin agit sur les bronches, mais procure dans le même temps un moment de bien-être... Suivant les continents, leurs utilisations découlent de croyances, coutumes, superstitions, rites chamaniques ou religieux... mais toutes ces pratiques médicales, devenues au fil du temps traditionnelles et populaires, sont issues, à l'origine, de cette notion fondamentale que l'homme vit en harmonie et en bonne santé sur terre, grâce à l'interdépendance avec son milieu. Par exemple, le suivi des phases de la lune était d'une importance capitale pour augmenter ou diminuer les effets d'une médication : prendre un vermifuge en lune descendante le rend plus efficient. De la même façon, la cueillette des "simples" se pratiquait en des lieux précis et moments propices, connus à la suite d'un long et patient apprentissage. Au fil du temps, femmes et hommes célèbres (l'empereur Shennong, Empédocle, Hippocrate, Galien, Dioscoride, Avicenne (Ibn Sina), sainte Hildegarde, Paracelse, Nicolas Lémery, Adrien Helvétius...) ou anonymes ont œuvré pour transmettre le résultat de leurs expérimentations.

Dans les campagnes, l'emploi des remèdes de la nature découlait d'une évidence : d'une part le manque d'argent et la faible présence médicale incitaient à se débrouiller avec les moyens du bord et d'autre part la disposition des remèdes s'offrait dans la nature environnante, à la portée de tous ! Dans la plupart des régions, le savoir s'est transmis oralement de génération en génération. À partir de la Seconde Guerre mondiale, tout s'est accéléré : la migration des habitants vers les villes ont finalement permis une propagation de l'usage des remèdes populaires qui ne s'est jamais complètement éteint malgré l'avènement des médicaments de synthèse.

Une des raisons possibles de cette pérennité est qu'il existe une profonde synergie entre un remède issu du monde vivant et l'organisme. Actuellement, des études indiquent que les vitamines d'origine naturelle sont plus performantes et moins dangereuses que celles issues de la synthèse chimique. Parfois qualifiés de simples, les remèdes naturels le sont beaucoup moins qu'il y paraît au premier abord : le miel, par exemple, se compose de plus de 180 constituants. Une huile essentielle peut allègrement dépasser 250 composés...

La simplicité apparente cache une grande complexité qui est l'alliée de l'homme : grâce à celle-ci, « le tout est plus grand que la somme des parties ». Cette maxime héritée d'Avicenne (médecin iranien, 980-1037) nous fait comprendre que le remède naturel agit sur un ensemble, pour une action globale et non pas simplement sur un symptôme.

Mais l'engouement actuel pour tout ce qui est naturel ne doit pas faire oublier que naturel n'est pas synonyme d'innocuité. Un scorpion est "naturel" mais potentiellement dangereux ! La menthe poivrée, en huile essentielle, peut engendrer des troubles graves lorsqu'elle est mal utilisée… Le remède naturel n'échappe pas à la loi énoncée par Paracelse (médecin suisse, 1493-1541) : « tout remède est un poison, aucun n'en est exempt. Tout est question de dosage ».

But de cet ouvrage

L'objet de ce livre n'est pas d'opposer les remèdes naturels aux médicaments modernes de synthèse qui montrent largement leur efficacité.

Des générations successives de grand-mères nous ont transmis les usages des remèdes naturels à travers mille et une recettes agrémentées, transformées suivant la disponibilité et la connaissance des ingrédients. Il n'est évidemment pas envisagé d'énumérer tous les remèdes naturels dans le cadre restreint de cet ouvrage : il faudrait pour cela une encyclopédie de plusieurs tomes. Pour les mêmes raisons, beaucoup de remèdes très performants ne figurent pas dans ces pages. D'autant que d'autres ouvrages ont traité abondamment le sujet. Il s'agit, dans celui-ci, d'honorer le savoir-faire des Anciens tout en développant de nouvelles utilisations à l'aide de recettes remises au goût de la modernité et faciles à réaliser. Vous trouverez à la fin de ce livre un lexique explicatif des mots spécialisés ainsi que deux index alphabétiques : le premier pour les affections, le second pour les différents remèdes présentés ou mentionnés.

Avertissement

Ce livre a été conçu comme un guide à explorer, pour soulager les petits maux quotidiens, à l'aide de produits naturels, le plus souvent simples et bon marché. En aucun cas, il ne peut se substituer à une consultation médicale. En effet, certains troubles anodins peuvent cacher une maladie plus grave. Aussi, toute affection qui perdure anormalement ou qui se répète nécessite un avis médical. Soyez particulièrement vigilant dans l'utilisation des huiles essentielles qui concentrent en elles les principes actifs et qui de ce fait peuvent entraîner des effets néfastes lors d'un usage abusif ou à dose dépassée.

Sauge officinale

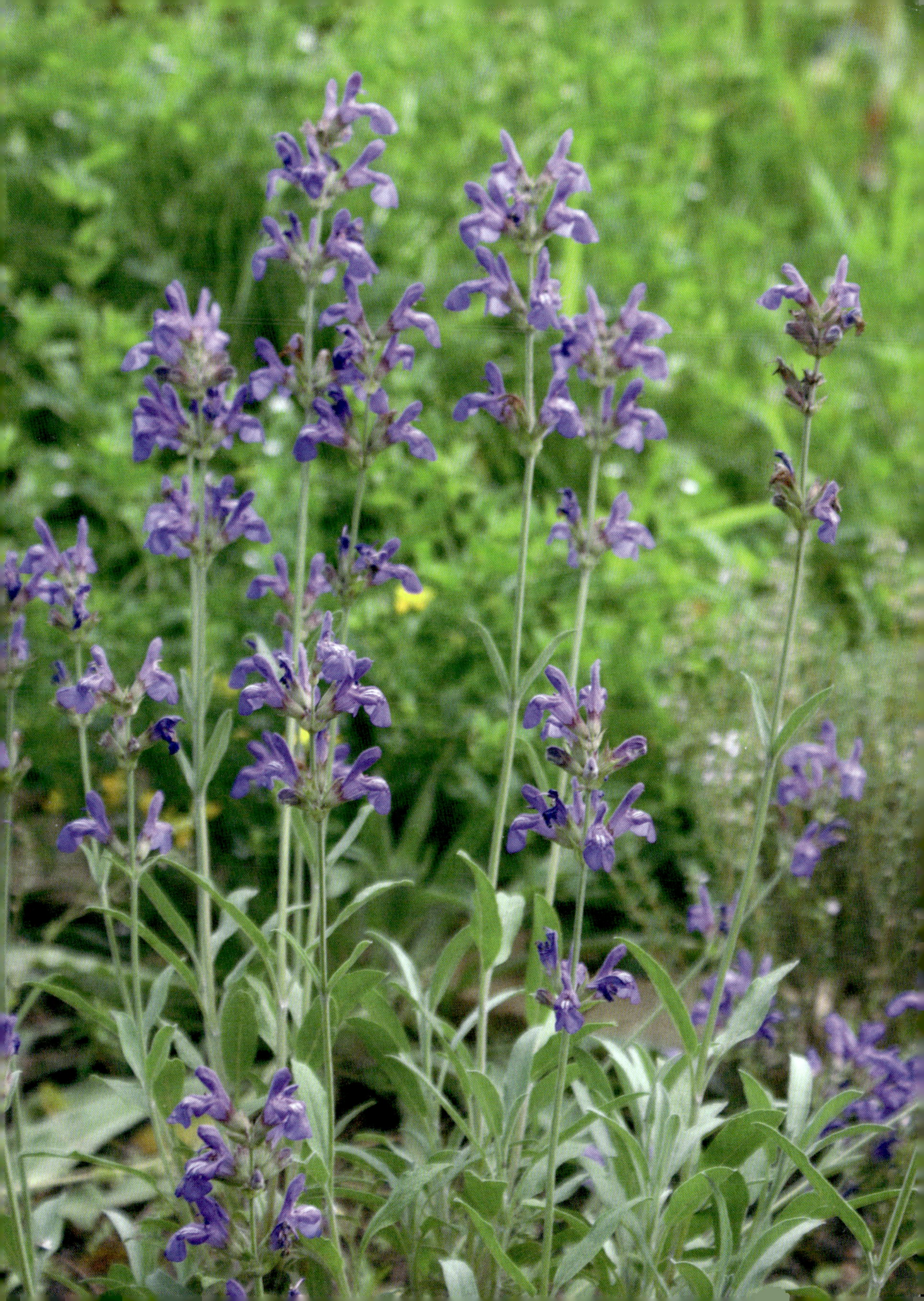

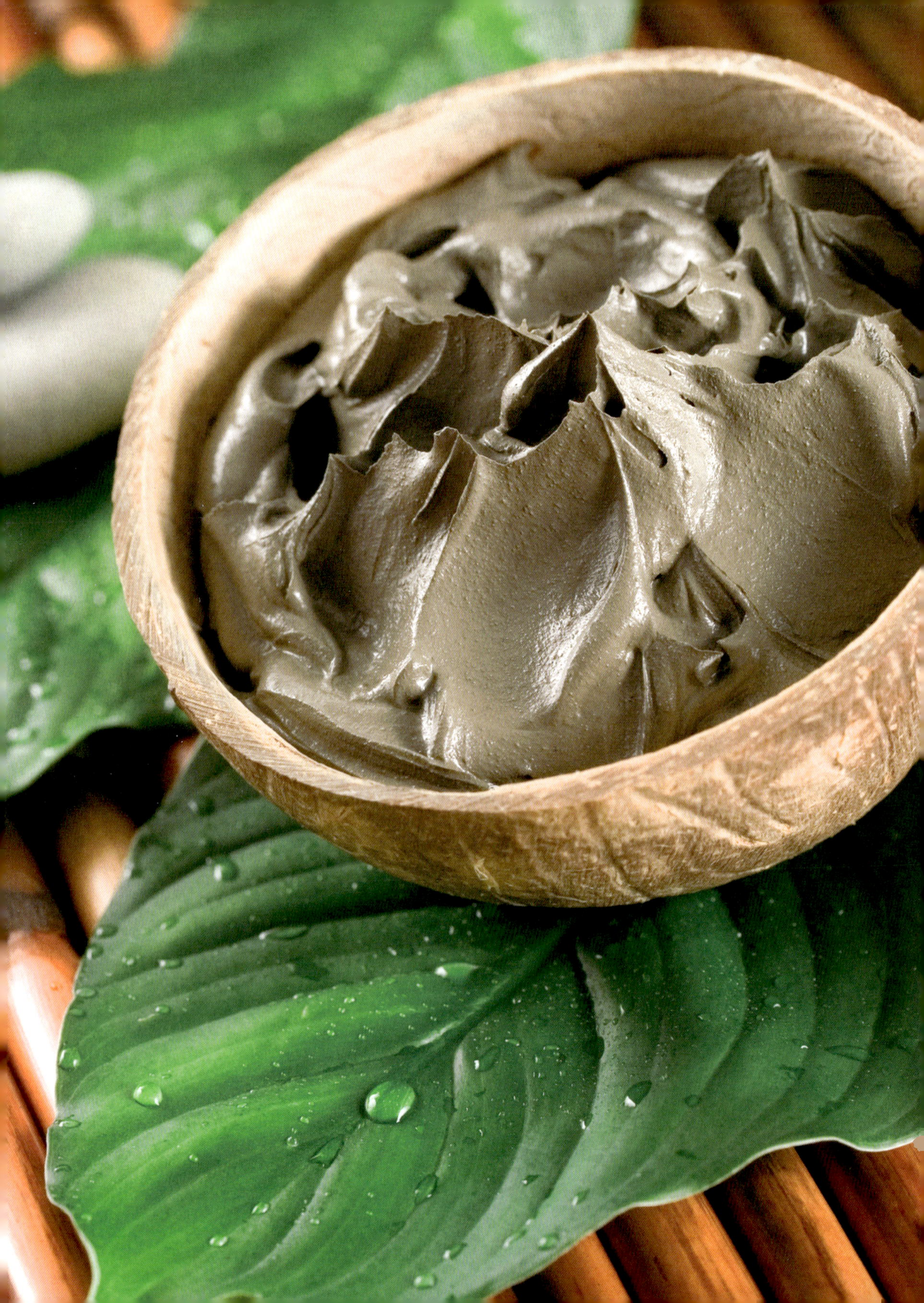

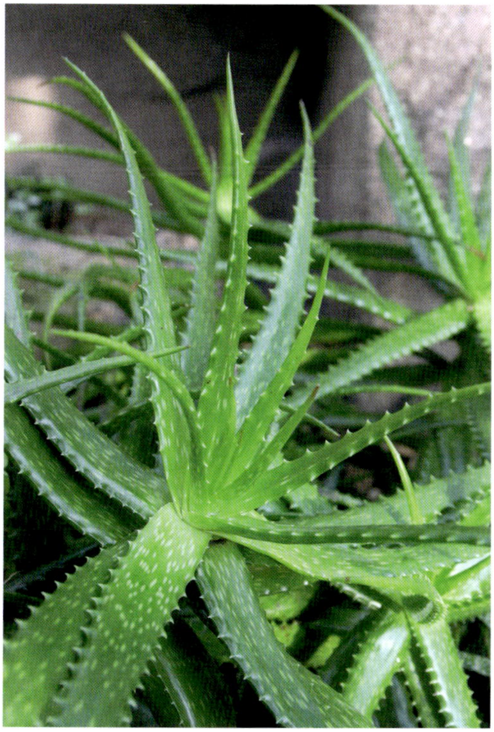

RÉPERTOIRE DES REMÈDES

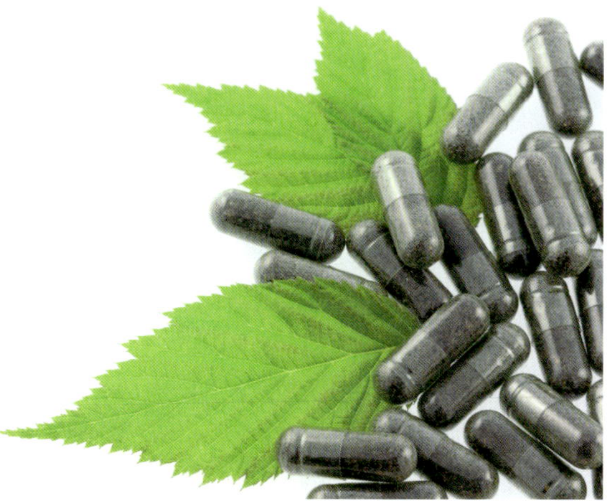

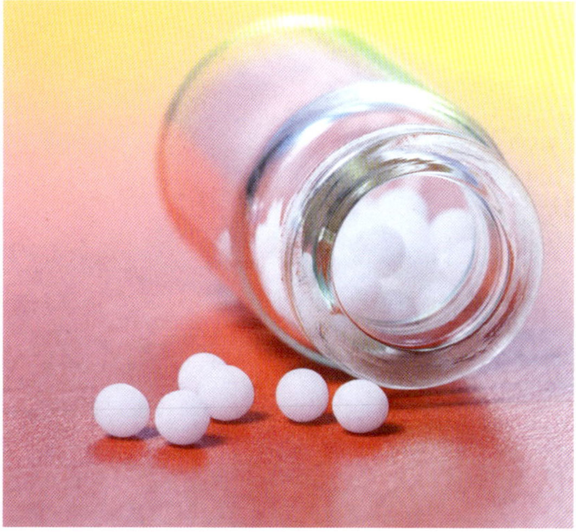

Aloès

« Vous me demandez quel est le secret des forces qui me soutenaient au cours de mes longs jeûnes, eh bien ce fut ma foi inébranlable en Dieu, ma vie simple et frugale, et l'aloès dont je découvris les bienfaits dès mon arrivée en Afrique du Sud, dans les dernières années du siècle. »

*Mahatma Gandhi (*Lettre à Romain Rolland*)*

Description

Il existe plus de 150 espèces d'aloès. *Aloe vera* (ou *Aloe barbadensis* ou *Aloe vulgaris*) fait partie des plus utilisées en médecine. Plante vivace, elle pousse en touffes serrées à l'état sauvage dans la plupart des régions semi-désertiques au climat chaud (mais elle s'acclimate parfaitement en intérieur dans les régions froides). Ses feuilles épaisses et charnues, larges à la base, se rétrécissent au sommet et sont bordées d'épines. Les fleurs jaunes à rouges sont réunies en une hampe florale dressée unique. Le fameux gel d'*Aloe vera* est fourni par le mucilage des cellules de la partie centrale des feuilles (cf. photo page 14). Il suffit de fendre les feuilles dans le sens de la longueur et de retirer la pulpe gélatineuse. Très riche en eau, ce gel à pH légèrement acide, renferme des acides-aminés, des vitamines, des stérols, de l'acide salicylique et surtout des polysaccharides (glucomannanes et acémannanes).

Historique

Les aloès sont connus pour leurs propriétés médicinales depuis plus de 3500 ans. Tous les surnoms qui leur ont été attribués “lys du désert”, “le docteur en pot”, “le guérisseur silencieux”... illustrent leur réputation acquise sur tous les continents : plante sacrée ou plante magique, plante médicinale ou plante nourricière, l'aloès a livré ses vertus en Afrique, au Moyen Orient, en Égypte, en Grèce, en Chine, en Inde... C'est ainsi que l'aloès accompagnait le pharaon dans son passage vers l'au-delà, afin de le soigner et de le nourrir tout au long de son voyage. Beaucoup plus tard, le chirurgien en chef des armées de Napoléon apprit à soigner les blessures ouvertes des soldats avec la pulpe d'aloès. De nos jours, les études se poursuivent pour valider les utilisations ancestrales.

Quels choix, pour quels produits ?

Le gel translucide (ou pulpe) d'aloès s'altère assez vite à l'air libre ; si vous disposez chez vous d'un aloès, la pulpe devra être soigneusement conservée dans un récipient hermétique à l'abri de l'air, dans le réfrigérateur (pas plus de 24 heures). Il est donc plus facile d'utiliser un produit stabilisé, déjà conditionné en prenant soin d'en vérifier la pureté. Privilégiez ceux constitués à près de 100 % de gel pur.

Attention ! Ne pas confondre le gel d'aloès avec le suc de l'aloès qui provient de la partie externe des feuilles et qui s'écoule spontanément lorsque celles-ci sont coupées. Ce suc, de composition très différente, est un puissant laxatif très irritant pour la peau et les muqueuses.

Propriétés

Sous forme de jus, par voie interne, l'*Aloe vera* offre ses qualités nutritives vivifiantes ; de plus, les acémannanes stimuleraient les défenses immunitaires.

Mais, c'est principalement l'usage externe que retient la pharmacie familiale : le gel d'aloès est un des remèdes “premiers soins” par excellence ! Hydratant naturel, l'eau qu'il contient empêche les plaies de se dessécher. Adoucissant et anti-inflammatoire, il accélère le processus de cicatrisation et diminue la multiplication des germes. Toutes ces

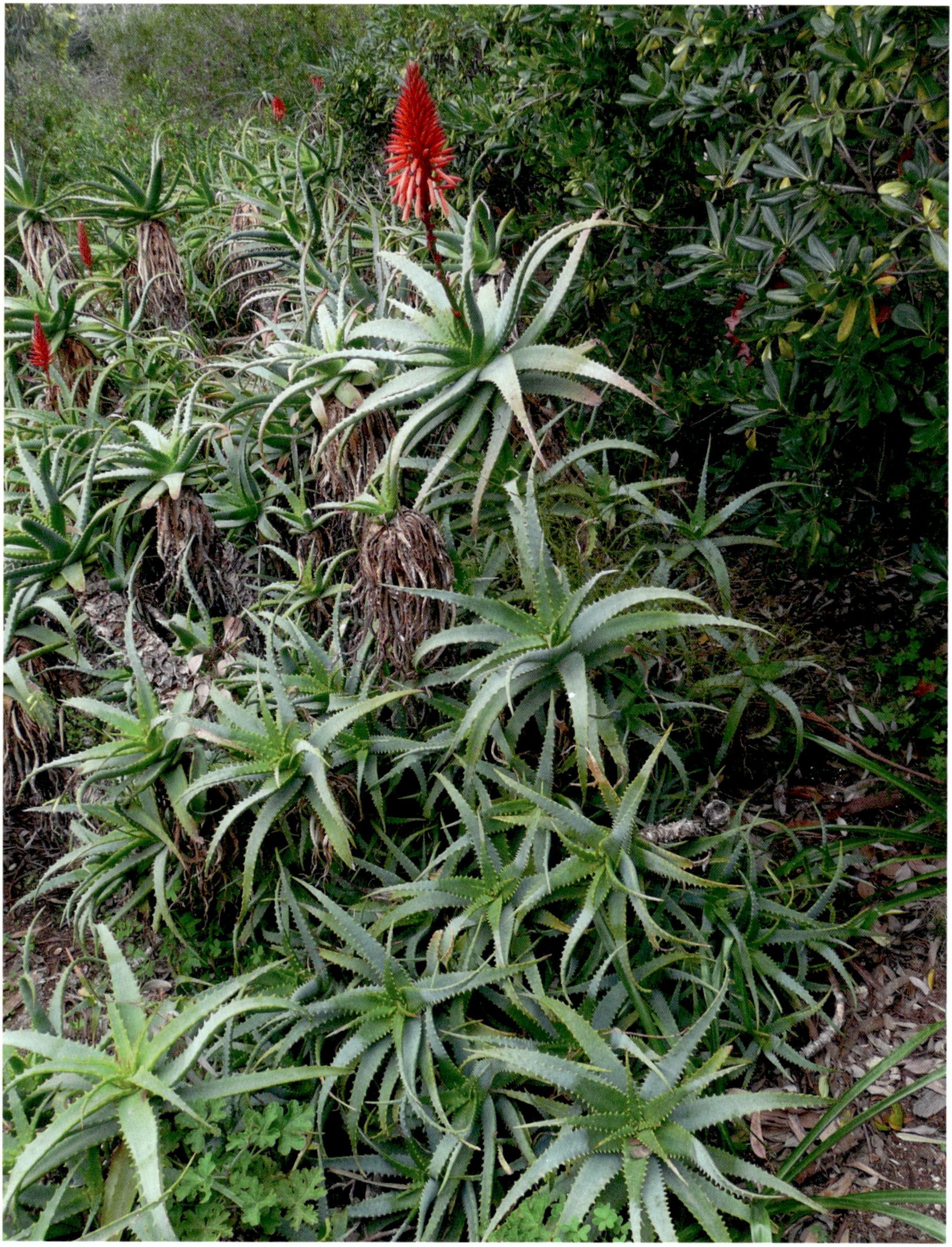

Aloès en fleur

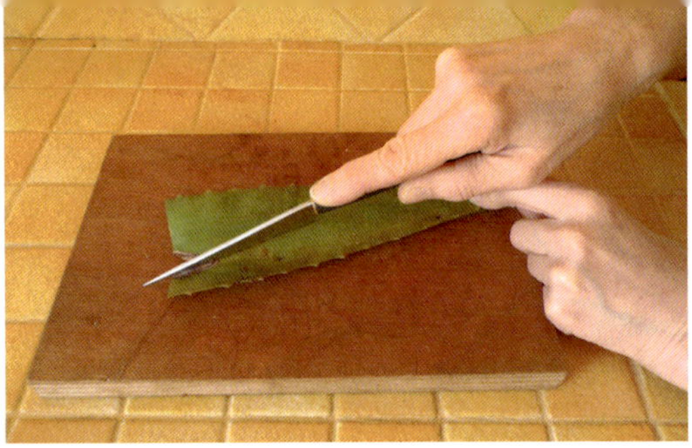

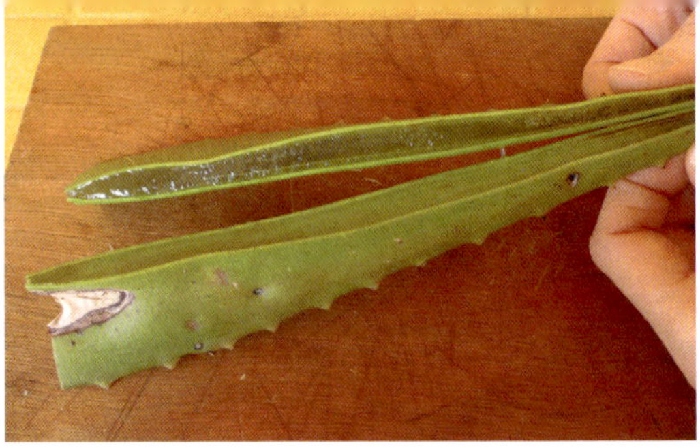

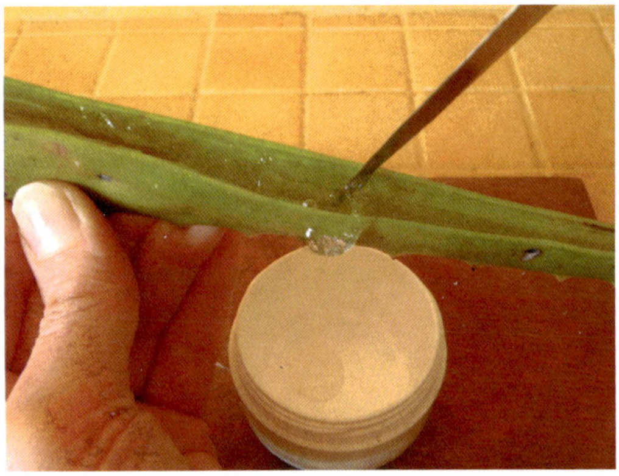

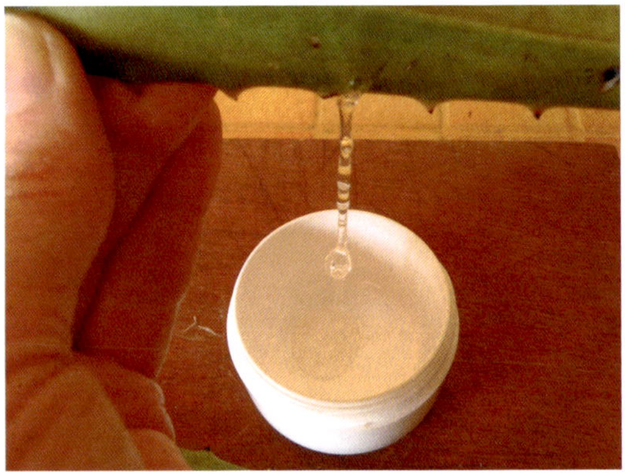

Extraction du gel d'aloès (Aloe vera)

qualités lui permettent d'agir non seulement sur les petits "bobos" domestiques tels que brûlures, piqûres, écorchures, coupures, gerçures, démangeaisons, eczéma sec... mais également dans le domaine de la cosmétique (peau sèche, peau grasse ou dévitalisée).

Le saviez-vous ?

L'aloès est une plante robuste et tenace ; l'usage ancestral montre que même déterré et desséché par le soleil durant plusieurs mois, il est capable de repartir une fois replanté et arrosé.

Cultivé en pot, à l'intérieur de la maison, l'aloès débarrasse l'air ambiant du formaldéhyde, un toxique volatil émanant de la fumée de cigarette, des peintures et autres matériaux d'isolation non écologiques !

Modes d'utilisation

Lésions cutanées (coup de soleil, brûlure, gerçure, coupure...)

Après avoir lavé la plaie avec du sérum physiologique, enduisez la zone concernée de gel d'*Aloe vera* et couvez si nécessaire d'un pansement non occlusif (la peau doit respirer). Renouvelez l'application 2 à 3 fois par jour jusqu'à guérison.

Eczéma, démangeaisons, peau sèche

Frictionnez délicatement les parties sensibles 2 à 3 fois par jour.

Gencives sensibles saignant facilement

Frottez-les doucement à l'aide d'une brosse à dents ultra-souple imbibée de jus d'*Aloe vera* (pour usage interne)

Arbre à thé ou tea-tree

Description

L'arbre à thé (*Melaleuca alternifolia*), haut de 3 à 5 m, est originaire des régions marécageuses du sud-est de l'Australie. Son écorce se détache en lambeaux. Ses feuilles très étroites, lancéolées, d'un vert clair éclatant, laissent apparaître des glandes à essences visibles à l'œil nu. Les fleurs blanc-crème fleurissent en épis souples. L'huile essentielle provenant des feuilles est incolore ou jaune très pâle ; son odeur particulière n'est pas spécialement agréable en diffusion. Elle est riche en terpinéol (>30 %) et en terpinène (environ 15 %), mais pauvre en 1,8 cinéole.

Historique

Le nom de l'arbre à thé prête à confusion car cet arbre n'a rien à voir avec le thé : il appartient à une famille botanique tout à fait différente, les Myrtacées, dans laquelle on trouve aussi l'eucalyptus, le giroflier ou le myrte.

La légende raconte que lorsque le capitaine Cook et ses hommes arrivèrent en terre australienne, ils préparèrent une boisson rafraîchissante avec les feuilles de cet arbre. C'est ainsi qu'ils contribuèrent à son appellation…

Les Aborigènes australiens connaissaient déjà depuis longtemps (40 000 ans avant J.-C.) les vertus curatives de cet arbre. Ils utilisaient les feuilles, principalement en compresses, pour nettoyer et guérir plaies et ulcères.

Quels choix, pour quels produits ?

L'huile essentielle de *tea-tree* d'origine australienne est à privilégier car elle possède une tolérance cutanée excellente, ce qui n'est pas le cas pour les HE d'autres provenances (pays de l'Est), d'où l'importance de s'approvisionner dans les magasins spécialisés (pharmacies, magasins de produits naturels).

Propriétés

L'huile essentielle de l'arbre à thé a été largement étudiée et fait figure de panacée universelle : ses bienfaits inestimables font d'elle une valeur sûre de l'aromathérapie familiale. Elle exerce une activité anti-infectieuse polyvalente : antiseptique, antibactérienne, antivirale, antifongique, antiparasitaire et stimulante immunitaire. Plus récemment, on exploite ses propriétés de protection cutanée lors des séances de radiothérapie.

Mises en garde

L'huile essentielle d'arbre à thé est déconseillée en usage interne chez la femme enceinte, pendant l'allaitement et chez l'enfant de moins de 3 ans.

Modes d'utilisation

Usage externe

L'huile essentielle d'arbre à thé peut s'utiliser pure, lorsqu'il s'agit de traiter des petites surfaces durant un temps assez court (environ 1 semaine). Pour un usage prolongé ou en cas de zone étendue, l'huile essentielle doit être diluée.

Aphtes

Tamponnez l'aphte à l'aide d'un coton-tige avec une goutte de *tea-tree*, 2 à 3 fois par jour.

Gingivite ou autres infections buccales

Appliquez localement (avec le doigt ou coton-tige) 1 à 2 gouttes de *tea-tree* mélangées à un peu d'huile d'olive (3 à 5 gouttes), en massages doux, 2 fois par jour, jusqu'à amélioration.

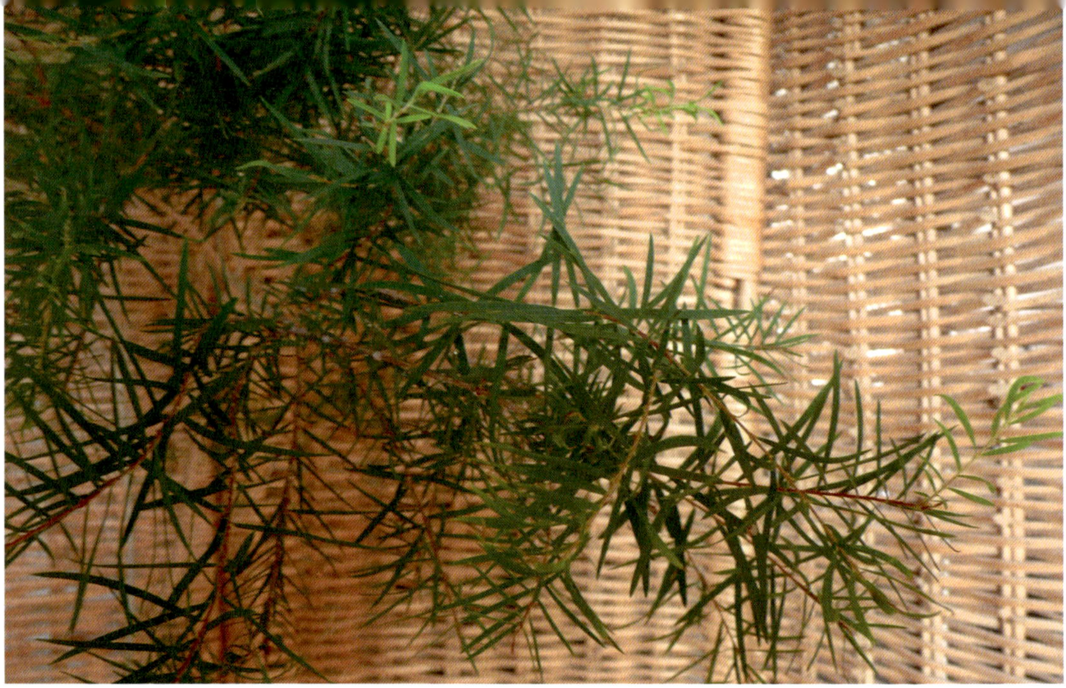

Feuillage de l'arbre à thé ou tea-tree

Hygiène dentaire

Déposez 1 goutte de *tea-tree* sur la brosse à dent avant d'y mettre le dentifrice et de vous brosser les dents. À faire de temps en temps.

Boutons

Appliquez 1 à 2 gouttes plusieurs fois par jour (à l'aide d'un coton-tige).

Cystite, infections urinaires simples

En complément d'un traitement par voie orale, appliquez 2 à 3 gouttes de *tea-tree* diluées dans 1/2 cuillerée à café d'huile végétale, sur le bas-ventre, en massant doucement jusqu'à pénétration complète. À renouveler 3 fois par jour pendant 5 à 7 jours.

Prévention des mycoses vaginales

En cas de terrain propice, surtout vis-à-vis des mycoses à *Candida albicans*, ajoutez de l'huile essentielle d'arbre à thé dans votre savon liquide de toilette intime. Il suffit de verser l'équivalent de 5 ml d'HE pour un flacon de 250 ml de savon liquide et de bien agiter avant chaque utilisation. Sans oublier les recommandations usuelles : rincer et surtout bien sécher, au sèche-cheveux si nécessaire ! (les champignons se développent en milieu humide). Ce savon liquide reconstitué soulage aussi les démangeaisons associées.

Prévention des brûlures dues aux rayons de la radiothérapie

Appliquer 3 à 4 gouttes de *tea-tree* sur la zone concernée 1/2 heure avant la séance de radiothérapie, puis à nouveau 1/2 heure après celle-ci. **Variante :** on obtient un résultat encore plus performant en ajoutant à part égale l'huile essentielle de niaouli (*Melaleuca quinquenervia*) à celle de l'arbre à thé (2 gouttes de chaque).

Usage interne

Maux de gorge, enrouement

Prenez 2 gouttes de *tea-tree* en les mélangeant dans un peu de miel (ou d'huile d'olive) et gardez les quelques instants dans la bouche avant d'avaler, 3 fois par jour (l'huile essentielle d'arbre à thé n'a malheureusement pas un goût très agréable !).

Argile verte

Description

Les argiles résultent de la décomposition des feldspaths qui entrent dans la structure des roches primitives (granite, porphyre, basalte...). Elles sont constituées de silicates d'aluminium hydratés associés à divers minéraux en formant un réseau cristallin structuré en feuillets disposés les uns au-dessus des autres. Suivant les caractéristiques des feuillets (variété minérale, type du feuillet), les argiles sont différentes (argiles vertes, rouges, blanches ou jaunes), chacune possédant des propriétés qui lui sont propres. La composition de l'argile verte montre une grande richesse en minéraux et oligo-éléments. Parmi les éléments majeurs, citons le silicium, aluminium, calcium, fer, potassium et magnésium.

Info +

Les argiles sont classifiées suivant divers critères, dont le lieu du gisement initial. Le terme "illite" vient de l'abréviation de "Illinois" (États-Unis).

Historique

L'argile est depuis l'origine des temps intimement liée à l'histoire des hommes : que ce soit en tant que matériau (poteries, construction, support d'écriture...), agent cosmétique ou industriel (industrie pétrolière et spatiale) et surtout thérapeutique. La géophagie (action de manger de la terre) a toujours fait partie des usages traditionnels de certaines peuplades (pour l'apport de minéraux). Il est aussi fort probable que les hommes, en observant les animaux malades se rouler dans la boue, aient expérimenté, à leur tour, son efficacité. Très vite, elle est apparue dans l'arsenal médicinal des Anciens. Cette place de choix n'a jamais été démentie par les générations successives d'utilisateurs ! Récemment, une équipe de médecins français a mené des expériences prometteuses sur l'activité de l'argile verte illite non seulement sur les plaies des malades en soins palliatifs mais aussi, en traitement adjuvant, lors d'épidémies de choléra et contre les maux perforants plantaires des lépreux.

Quels choix, pour quels produits ?

Les argiles vertes sont de loin les plus performantes sur le plan thérapeutique. Les plus courantes sont les montmorillonites et les illites. L'argile verte doit être 100 % naturelle, non ionisée et séchée au soleil. L'argile verte illite se présente sous différentes formes (concassée en petits morceaux, en poudre fine, surfine ou encore ultra-ventilée) et divers conditionnements (paquets de 200 g à plusieurs kilos). Pour l'usage interne, l'argile verte ultra-ventilée (unique argile de qualité alimentaire) est spécialement recommandée car elle est la seule exempte de micas, constituants agressifs pour le tube digestif. Toutes sortes de formes prêtes à l'emploi sont aussi disponibles : des gélules d'argile verte ultra-ventilée, de la pâte d'argile verte en tubes, des bandes et des cataplasmes imprégnées d'argile verte, prêts à poser.

Propriétés

Les étonnantes propriétés de l'argile verte découlent directement de sa composition physico-chimique. Par sa richesse en minéraux et oligo-éléments, elle est reminéralisante. Sa structure originale en feuillets lui donne des qualités exceptionnelles d'absorption et d'a**d**sorption qui expliquent son action détoxifiante. Les feuillets "emprisonnent" et retiennent les éléments indésirables (bactéries, toxines, pus, gaz, colorants...), qui seront ensuite éliminés avec l'argile.

En **usage interne**, l'argile verte prodigue des propriétés anti-infectieuses, régénératrices, cicatrisantes et même anti-hémorragiques. Elle trouve ainsi une indication majeure dans les

Préparation de l'eau argileuse

Dose adulte : déposez 1 cuillerée à café d'argile verte ultra-ventilée dans 1 verre d'eau. Agitez vigoureusement l'ensemble avec une cuillère en plastique ou en bois, puis laissez décanter toute la nuit (au minimum 4 heures).
Dose enfant (<12 ans) : 1/2 cuillerée à café seulement.
Le temps de repos (macération avec l'eau) est très important car il permet de réhydrater l'argile et d'augmenter ses performances ; les feuillets de l'argile se déploient entièrement pour une efficacité d'a**d**sorption maximale. Dans le même temps, l'argile enrichit d'oligo-éléments l'eau avec laquelle elle entre en contact.
L'eau argileuse se boit ensuite à jeun ou en dehors des repas, suivant deux modalités. On boit selon les cas :
Soit la solution décantée (= le "**surnageant**"), en laissant le dépôt d'argile au fond du verre.
Soit la solution totale (= "**lait d'argile**"), en prenant soin de mélanger l'ensemble juste avant de boire.

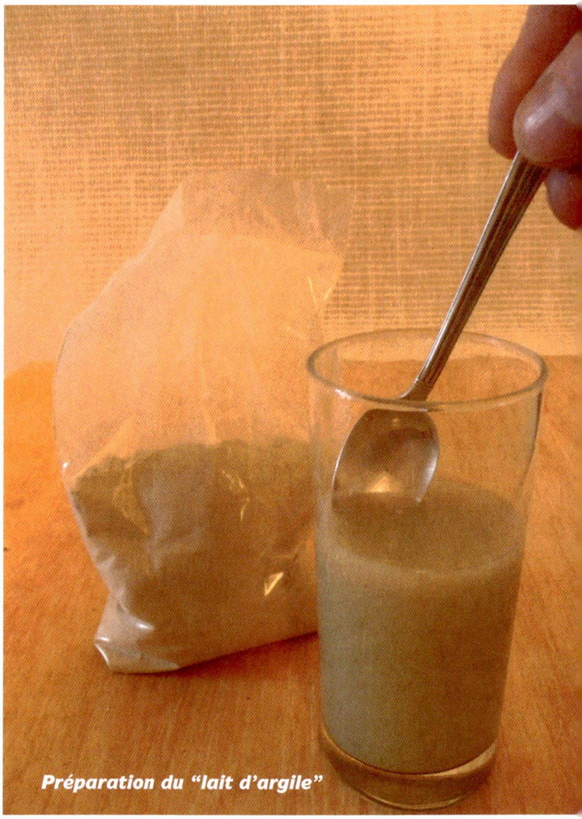
Préparation du "lait d'argile"

troubles gastro-intestinaux, qu'ils soient d'ordre irritatifs ou infectieux : gastrites, ulcères, colites, diarrhée, mycoses...

En **usage externe**, les propriétés de l'argile s'exercent avec la même efficience. Antiseptique, désodorisante, hémostatique, elle collecte le pus et stimule la régénération des tissus. De plus, en absorbant les liquides lymphatiques, l'argile verte réduit l'œdème tout en soulageant la douleur et l'inflammation.

Mises en garde

L'argile s'absorbe à distance des autres médications (modification possible de l'action thérapeutique). N'associez jamais la prise d'argile avec l'huile de ricin qui provoque le durcissement de l'argile. Ceci peut provoquer un fécalome (accumulation de selles entraînant une occlusion intestinale).

N'utilisez jamais l'argile au long cours sans avis médical (maximum 20 jours).

L'argile peut entraîner une constipation et ne doit pas être utilisée dans ce cas sans avis médical.

Le saviez-vous ?

Il n'est malheureusement pas rare de retrouver dans l'eau du robinet des traces de divers composés rejetés par les urines de leurs consommateurs (métabolites de médicaments, cannabis, hormones...) car aucun filtre n'élimine ces produits lorsqu'ils sont présents à l'état de traces dans les eaux de boisson. Par ses qualités d'adsorption phénoménales, l'argile verte pourrait-elle épurer l'eau de ces impuretés chimiques ?

Modes d'utilisation

Usage interne

En usage interne, l'argile verte est absorbée très facilement sous forme d'eau argileuse. Rappelons que seule l'argile verte en poudre ultra-ventilée est compatible avec l'usage interne.

Brûlures et maux d'estomac

Voir trousse du voyage lointain page 103.

Diarrhée

Compte tenu de l'urgence, dès les premiers symptômes, buvez 1 verre d'eau argileuse sans attendre le temps de repos habituellement préconisé. En revanche, préparez à l'avance une quantité supplémentaire de "lait d'argile" pour la suite du traitement. Buvez 3 verres par jour (en mélangeant juste avant la prise), en diminuant progressivement, dès amélioration.

Cure de détoxification et de reminéralisation

Préparer l'eau argileuse le soir et buvez le surnageant à jeun le lendemain matin. Faire des cures de 3 semaines, au printemps et à l'automne ou à tout autre moment quand le besoin se fait sentir (affections cutanées diverses, fatigue...).

Épuration de l'eau du robinet

Plutôt que d'utiliser des filtres qui privent l'eau potable de ses minéraux, mieux vaut avoir recours à l'argile verte : non seulement elle enrichit l'eau en minéraux, adsorbe les toxines éventuellement présentes, mais elle agit sur l'équilibre de son pH.

Préparation de l'eau de boisson : mélangez 1 cuillerée à café d'argile verte par litre d'eau (dans un récipient en verre), puis laissez décanter au moins 4 heures avant de consommer l'eau.

Usage externe

L'argile s'applique sous forme d'une pâte très simple à réaliser vous-même (cette pâte s'achète aussi, prête à l'emploi, en tube).

Mode préparatoire de la pâte d'argile

Déposez la quantité souhaitée d'argile verte en poudre dans un récipient. Ajoutez de l'eau petit à petit tout en remuant afin d'obtenir une pâte à consistance de crème parfaitement homogène. Laissez idéalement reposer au moins 4 heures (sauf urgence). Remuez à nouveau l'ensemble (en rajoutant de l'eau si nécessaire) avant l'application de l'argile. Cette pâte peut se préparer à l'avance car elle se conserve très bien, à condition de la mettre dans un récipient hermétique.

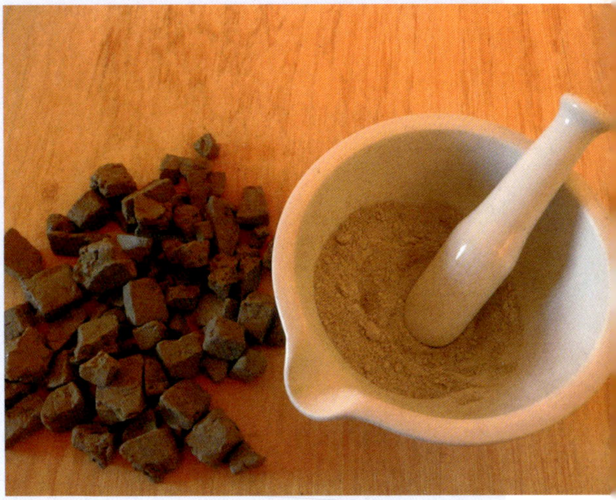

Argile verte illite en morceaux et en poudre

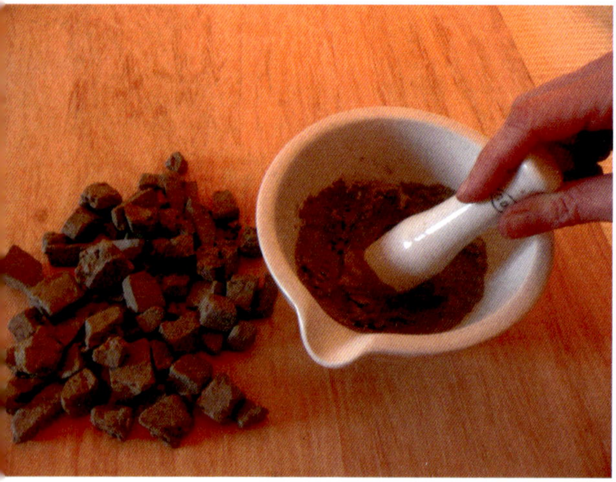

Préparation de la pâte d'argile par addition d'eau

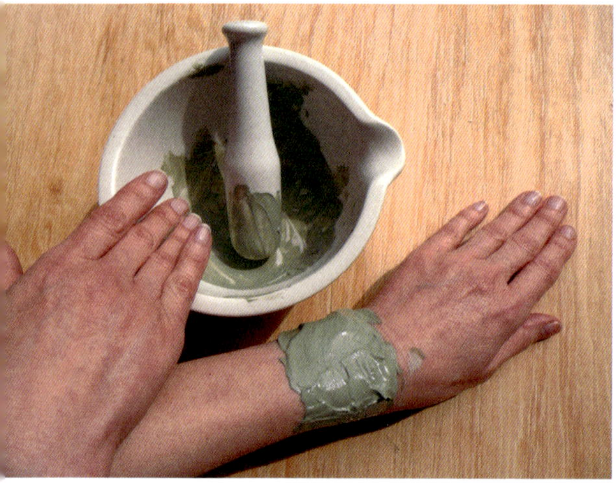

Pose d'un emplâtre

Recommandations préliminaires

Sauf indication contraire, veillez à garder le cataplasme d'argile toujours humide en pulvérisant de l'eau ou en appliquant une compresse humide (l'argile ne doit pas sécher sous peine de perdre ses propriétés et d'entraîner une déshydratation de la peau). L'argile qui a servi doit être jetée après usage car elle est imprégnée de toxines. L'application d'argile n'est généralement pas interrompue avant l'obtention du résultat escompté (une aggravation momentanée peut parfois s'observer en début de traitement) car elle déclenche tout un processus (drainage, régénération...) qui ne doit pas être stoppé avant l'heure. En cas de doute, demandez un avis médical.

Plaies superficielles

Voir trousse "premiers soins" page 88.

Abcès, furoncles

En attendant la visite chez le médecin, appliquez une couche épaisse de pâte d'argile (1 à 2 cm) sur la zone à traiter puis recouvrez d'une petite compresse humide avant de faire le pansement. Renouvelez l'opération 2 fois par jour jusqu'à l'élimination du pus puis 1 fois par jour jusqu'à la guérison. **Variante :** pour renforcer l'action désinfectante, on peut ajouter dans la pâte d'argile de l'huile essentielle de *tea tree* ou de lavande (1 goutte seulement pour 1 cuillerée à soupe de pâte d'argile)

Écharde

Pour la retirer sans difficulté, appliquez dessus 1 à 2 cm d'argile en recouvrant d'une petite compresse humide et laissez agir toute la nuit ; le lendemain, l'épine se retirera très facilement !

Entorses, œdèmes,
douleurs rhumatismales

Voir la trousse du sportif page 117.

Bicarbonate de sodium

Description

Encore appelé carbonate monosodique, le bicarbonate de sodium se présente sous forme d'une poudre cristalline (en prismes rectangulaires) blanche, inodore, de saveur salée et alcaline. Soluble dans l'eau, il est présent dans plusieurs eaux minérales (eau de Vichy, eau de Vals...). En revanche, le bicarbonate de sodium est insoluble dans l'alcool.

Historique

On connaissait autrefois sous le nom de natron, un carbonate de sodium cristallisé, naturel (cristallisation en octaèdres rhomboïdaux) que l'on retirait des lacs salés de l'Égypte, de la Hongrie ou d'Amérique. Le natron servait au processus de l'embaumement des corps au temps des Égyptiens anciens.

Quels choix, pour quels produits ?

Le bicarbonate de sodium s'achète en pharmacie, conditionné en paquet de 250 g ou 500 g, mais aussi dans les magasins de diététique et les grandes surfaces. Pour des conditionnements plus importants (kilos) ou sous forme de gélules, adressez-vous à votre pharmacien.

Propriétés

Utilisation simple, prix économique et efficacité sont trois atouts qui font du bicarbonate de sodium un produit "multi-usages" incontournable, que ce soit au jardin, à la maison ou pour la santé. Remis sur le devant de la scène pour son action blanchissante (des dents), il n'en demeure pas moins utile pour calmer nombre de nos maux. Alcalinisant, il intervient dans la régulation de l'équilibre acido-basique du sang : la médecine le prescrit sous forme de soluté injectable.

Modes d'utilisation

Usage interne

Il est remarquable de constater que suivant la dose ingérée de bicarbonate, les effets sont différents.

Stimulation de la digestion

À petite dose (0,5 à 1 g) dans un peu d'eau et 1 heure **avant** le repas, le bicarbonate stimule la sécrétion gastrique et la digestion tout en entravant l'acidité anormale.

Maux d'estomacs (dus à l'acidité)

À dose plus forte (2 à 10 g de bicarbonate ou 1 cuillerée à soupe) dans 1/2 verre d'eau à boire **après** le repas, le bicarbonate neutralise complètement l'hyperacidité en soulageant les douleurs d'estomac associées. Mais ce remède, si efficace soit-il, ne doit pas être d'un usage prolongé sans avis médical car cela risque de favoriser au final une hypersécrétion acide réactionnelle !

Nausées

Testez l'action simultanée du citron en préparant d'une part 1 verre d'eau contenant le jus d'un citron et d'autre part 1 verre d'eau (150 ml) contenant environ 3,5 g de bicarbonate. Buvez alors successivement une gorgée de chaque solution en commençant par l'eau bicarbonatée. Renouvelez cette opération plusieurs fois dans la journée jusqu'à amélioration. En agissant de la sorte, l'effervescence provoquée par le mélange des deux solutions se fait directement dans l'estomac pour un effet plus rapide (le CO_2 dégagé calme les spasmes).

Usage externe

Aphtes

Saupoudrez un peu de bicarbonate sur les lésions plusieurs fois dans la journée, jusqu'à guérison, ou faites des gargarismes avec 1/2 cuillerée à soupe de bicarbonate par demi-verre d'eau tiède.

Entretien des dents saines et blanches

Brossez vos dents, de temps à autre, avec un peu de bicarbonate sur la brosse à dent humidifiée. Cette opération favorise aussi une bonne haleine.

Feu du rasoir, coups de soleil

Tamponnez le visage ou le corps avec la solution suivante : 1 à 2 cuillerées à café de bicarbonate pour 1 verre d'eau tiède.

Démangeaisons de l'eczéma (même suintant)

Prenez un bain dans lequel vous ajoutez 1/2 à 1 tasse de bicarbonate et restez-y 20 minutes : en plus de l'action calmante, ce bain rend la peau douce et plus lisse (le bicarbonate dissout les sécrétions séborrhéiques).

Astuce

Si vous avez la peau sèche, rajoutez dans le bain une quantité équivalente d'amidon de blé ou de riz.

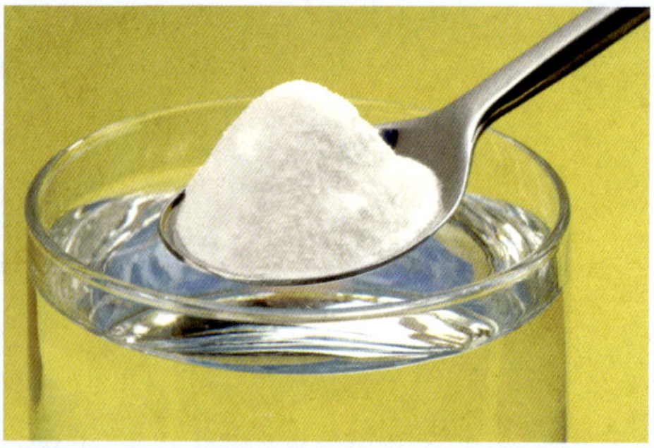

La pharmacie familiale l'emploie en usage interne contre les maux d'estomac dus à l'acidité, les nausées et en usage externe contre les démangeaisons de l'eczéma, les gencives douloureuses, pour favoriser le bourgeonnement des plaies ou encore pour nettoyer en douceur la peau grasse ou acnéique.

Info +

Le bicarbonate de sodium est improprement nommé "bicarbonate de soude" dans le langage courant (la soude est un produit caustique !).

Mises en garde

Conservez bien le bicarbonate de sodium à l'abri de l'humidité pour éviter son altération (il perd du CO_2 et se transforme en carbonate disodique hydraté).

Le saviez-vous ?

Le bicarbonate de sodium rend une multitude de services à la maison. Dans l'eau bouillante de la cuisson des légumes, il permet à ceux-ci de garder leur belle couleur verte. Il absorbe et neutralise les mauvaises odeurs. Cette propriété peut être mise à profit pour désodoriser :

- Des chaussures : mettez un peu de poudre sur la semelle interne, laissez-la agir toute la nuit et retirez-la au matin avant de remettre les chaussures.
- Le réfrigérateur : mettez le bicarbonate pur dans une coupelle et changez-le lorsque l'odeur réapparaît.
- La poubelle, la litière des chats : saupoudrez du bicarbonate dans le fond du récipient concerné.

Camomille romaine

Description

La camomille romaine (*Anthemis nobilis* ou *Chamaemelum nobile*) est une petite plante vivace de 20 à 30 cm de hauteur, à tiges couchées puis dressées. Les feuilles vert blanchâtre sont divisées en nombreux lobes aigus. Sur les sols légers et sablonneux de l'Ouest de l'Europe pousse la variété sauvage : les capitules composés de fleurs blanches sont jaunes au centre, insérées sur un réceptacle conique.

La variété cultivée, la seule disponible dans le commerce, présente des fleurs doubles dont l'aspect en "pompon" blanc est caractéristique. Ces fleurs aromatiques à odeur pénétrante constituent la partie médicinale de la plante. Elles renferment des polyphénols, une huile essentielle riche en esters (angélate d'isobutyle) et des principes amers (lactones sesquiterpéniques).

Historique

Contrairement à sa cousine la matricaire, connue depuis l'Antiquité, la camomille romaine compte parmi les espèces sur lesquelles les Anciens ne nous ont rien transmis avant le XVIe siècle.

Olivier de Serres la mentionne à cette époque où son usage s'étendait aux feuilles. Par la suite, son emploi n'a cessé de se multiplier pour devenir un véritable remède populaire.

Quels choix, pour quels produits ?

L'huile essentielle de camomille est moins facile à employer et beaucoup plus chère que l'hydrolat de camomille, intéressant pour les soins externes mais qui a le désavantage de ne pas se conserver longtemps.

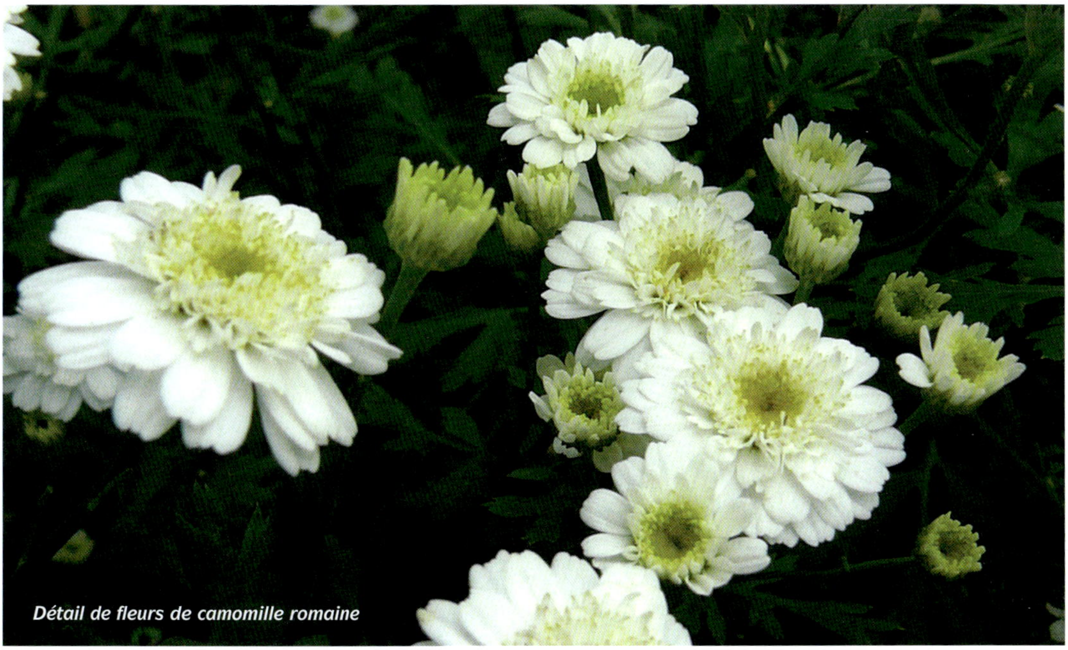

Détail de fleurs de camomille romaine

MODES D'UTILISATION

Usage interne

Mode préparatoire de la tisane

Versez 1 litre d'eau bouillante sur 20 g de fleurs (ou 1 cuillerée à café bombée par tasse d'eau bouillante). Laissez infuser 10 à 15 minutes en prenant soin de couvrir.

Cette infusion réalisée à couvert permet de retenir certains composés volatils de l'huile essentielle en révélant une meilleure activité antispasmodique par rapport à la décoction. Elle constitue, malgré son amertume, une bonne tisane de base, active sur bon nombre de petits maux.

Digestion difficile, somnolence après les repas, flatulences, ballonnements

Buvez 2 à 3 tasses par jour de préférence avant ou entre les repas.

Manque d'appétit

Amusez-vous à réaliser un vin de camomille : 50 g de fleurs à laisser macérer 30 jours dans 1 litre de vin. Posologie : 1 petit verre avant les 2 principaux repas pendant 15 à 20 jours.

Migraine d'origine digestive ou nerveuse

2 à 3 tasses par jour loin des repas

Nervosité, anxiété suite à un choc émotionnel

3 tasses par jour entre les repas ou 1 tasse le soir au coucher. Variante : 3 gouttes d'huile essentielle de camomille noble sur le plexus solaire supprimeront le trouble nerveux (à appliquer pures ou diluées dans un peu d'huile de noisette), à renouveler une fois si nécessaire.

Pour calmer les bébés ou les enfants

Quand ils ont du mal à s'endormir, remplacez l'infusion de camomille trop amère par 1/2 à 2 cuillerées à café (selon l'âge) d'eau de fleur d'oranger (hydrolat) diluées dans un peu d'eau.

Règles douloureuses

En préventif, buvez 2 tasses par jour, 1 semaine avant les règles ou, au moment de la crise douloureuse, buvez lentement plusieurs tasses, jusqu'à cessation des douleurs.

Usage externe

Yeux irrités, fatigués, gonflés ou cernés

Comme le bleuet, la camomille est préconisée avec succès dans les affections oculaires. Préparez une infusion concentrée avec 1 cuillerée à soupe de fleurs pour 125 ml d'eau bouillante. Couvrez. Laissez en contact 15 minutes puis refroidir avant utilisation. Posez une compresse imbibée d'infusion (ou 1 sachet d'infusette) sur les paupières et maintenez en place 20 minutes.

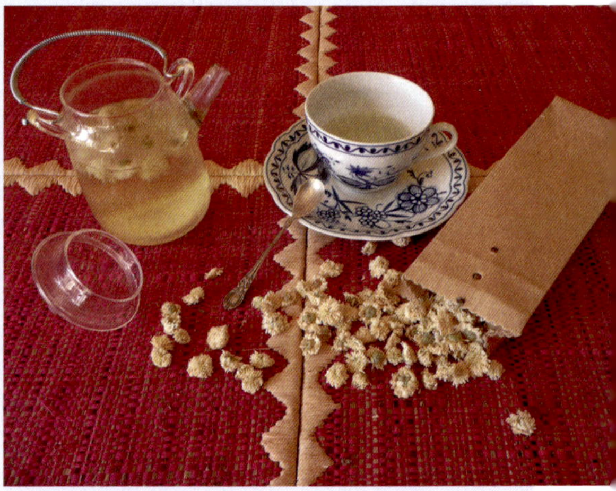

Info +

Sous l'appellation "camomilles" se distinguent plusieurs espèces (appartenant à des genres différents) qu'il ne faut pas confondre : la matricaire (ou camomille allemande, petite camomille), la grande camomille (ou partenelle). Pourtant, en pratique, la matricaire peut remplacer la camomille dans la plupart des cas (en Allemagne surtout), sauf sous forme d'huile essentielle.

Propriétés

La camomille fait partie des plantes incontournables de la pharmacie naturelle qui justifie d'en cultiver un pied au jardin, tant ses propriétés sont nombreuses. Tonique digestive, carminative, elle dissipe les bâillements et les flatulences des digestions difficiles.

Antispasmodique, anti-inflammatoire et sédative, elle calme les douleurs (spasmes digestifs ou douleurs de règles, courbatures, migraines…) en apaisant le système nerveux. Fébrifuge des Anciens, elle est aussi utilisée en usage externe comme vulnéraire et antiphlogistique.

Info +

Les mamans qui allaitent peuvent transmettrent (par le lait) les bienfaits de la camomille à leurs bébés.

Mises en garde

L'HE de camomille romaine est déconseillée pendant les 3 premiers mois de la grossesse. L'infusion trop concentrée de camomille devient vomitive (usage en Suède et Angleterre).

Démangeaisons, nervosité

Préparez un bain calmant et apaisant. Pour cela, mettez 60 g de fleurs de camomille dans 1 litre d'eau ; portez lentement à ébullition avant de retirer du feu. Couvrez en laissant infuser 1 petite heure. Filtrez et ajoutez la préparation à l'eau du bain. Durée du bain : environ 20 minutes pour un adulte, 10 minutes pour un enfant. Ce bain convient également pour soulager les douleurs articulaires.

Douleurs rhumatismales, courbatures

Préparez vous-même une huile de massage à la camomille en ajoutant 10 g de fleurs (fraîches de préférence) dans 100 ml d'huile d'olive à faire tiédir au bain-marie. Couvrez et laissez agir pendant 2 à 3 heures, temps nécessaire à l'huile pour capter les principes actifs. Il suffit ensuite de presser les fleurs puis de filtrer sur un linge fin avant de recueillir l'huile dans une bouteille.

Mode d'emploi : massez les endroits douloureux avec cette préparation 2 à 3 fois par jour. Attention, l'huile d'olive doit rester tiède ! Trop chauffée, la préparation est moins efficace.

Cannelle de Ceylan

Description

Le cannelier (*Cinnamomum zeylanicum* ou *Cinnamomum verum*) est un petit arbre (moins de 10 m) toujours vert, exporté pour le précieux aromate que fournit son écorce épaisse et rugueuse : celle-ci est débarrassée du liège extérieur et, en séchant, s'enroule sur elle-même, donnant les fameux "rouleaux" aromatiques bien connus (le mot "cannelle" vient du latin *canna*, "roseau").

Les constituants actifs de la cannelle sont principalement des tanins et une huile essentielle (0,5 à 2,5 %). Celle-ci, de couleur jaune clair à jaune orangé, développe une odeur et une saveur chaude-piquante incomparables, dues à la présence de l'aldéhyde cinnamique.

Historique

Dès la plus Haute Antiquité, l'écorce du cannelier fût employée en médecine : le *kinnamon* des Hébreux serait en fait la cannelle d'aujourd'hui.

Elle est mentionnée par Théophraste, Galien, Hérodote et la plupart des médecins grecs et romains.

Dioscoride vantait ses propriétés digestives et antiseptiques, sainte Hildegarde son action stimulante euphorisante.

Au XVIe siècle, elle passait pour accélérer l'enfantement.

Quels choix, pour quels produits ?

La meilleure cannelle est importée du Sri Lanka, de Malaisie, de Madagascar ou des Seychelles. Les falsifications sont fréquentes avec l'épice réduite en poudre (mélanges avec d'autres espèces).

Préférez l'achat de la cannelle en rouleaux, que vous débiterez vous-même en petits copeaux, le moment venu.

Modes d'utilisation

La voie orale est la voie d'administration privilégiée de la cannelle. Ceci est encore plus vrai pour l'huile essentielle, très irritante pour la peau.

Mode préparatoire de l'infusion de cannelle

Versez environ 150 ml d'eau bouillante sur 1 cuillerée à café rase d'écorce de cannelle finement coupée (ou quantité équivalente de poudre). Couvrez et laissez infuser 15 minutes. Filtrez avant de boire.

Stimulation de l'appétit

Buvez 2 tasses d'infusion de cannelle par jour, 1/2 heure avant les repas.

Ballonnements, flatulences, spasmes digestifs

Buvez 3 tasses de tisane de cannelle par jour, après les repas, par cures de 7 à 10 jours.

Fatigue psychique

Buvez 3 à 4 tasses d'infusion de cannelle par jour, en dehors des repas, pendant 10 jours.

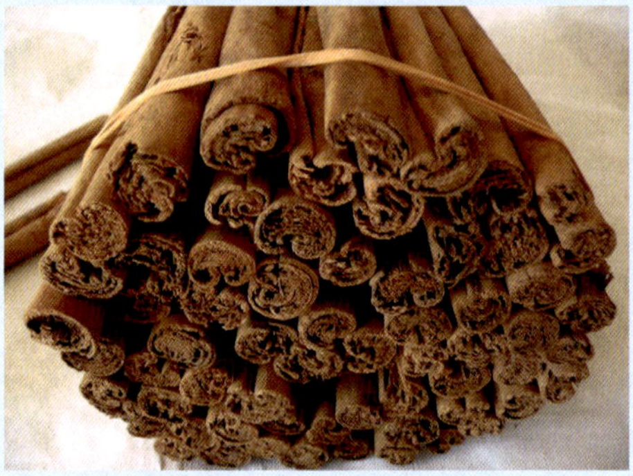

Refroidissement

Retrouvez les bienfaits d'un bon grog, très facile à préparer ! Faites chauffer l'équivalent d'un bol d'eau avec 1 cuillerée à café d'écorce de cannelle et deux clous de girofle. Couvrez dès l'ébullition et retirez du feu. Laissez infuser 10 à 15 minutes en ajoutant le jus d'1/2 citron, 1 cuillerée à soupe de miel et 1 petite cuillerée à soupe de rhum (facultatif). L'idéal est de boire le grog, chaud, juste avant d'aller se coucher, en s'enveloppant chaudement. Cette boisson anti-infectieuse réchauffe l'organisme et stimule la transpiration tout en agissant favorablement sur les diarrhées éventuelles (grâce à l'astringence des tanins de la cannelle).

Prévention de la turista, intoxications alimentaires, infections gastro-intestinales

Voir la trousse "du voyage lointain" page 104.

Propriétés

Les Grecs et Romains considéraient la cannelle comme "drogue échauffante". Selon les taoïstes, sa nature "yang" nourrit le principe vital. Les données pharmacologiques actuelles révèlent son mode d'action sur le système sympathique de l'organisme. Énergisante, stimulante physique et psychique, la cannelle est même euphorisante. Ses propriétés antiseptiques et anti-infectieuse générale (antibactérienne, antivirale, antifongique, antiparasitaire), nettement marquées avec l'huile essentielle, s'accompagnent d'une protection et d'une modification positive de la flore intestinale. L'écorce de cannelle est aussi, traditionnellement employée dans le traitement des troubles digestifs : elle stimule l'appétit, calme les crampes gastro-intestinales, combat ballonnements et flatulences.

Mises en garde

La tisane de cannelle absorbée en trop grande quantité entraîne de la tachycardie, une augmentation de la fréquence respiratoire, du péristaltisme intestinal et de la sudation. La phase d'excitation est suivie d'une phase de dépression (somnolence).

L'huile essentielle de cannelle est déconseillée chez la femme enceinte ou allaitante, chez l'enfant de moins de 6 ans, ou en cas d'ulcères (gastrique ou intestinal). Très irritante pour la peau et les muqueuses, ne l'appliquez jamais pure (ne dépassez pas 1 % de concentration), ni dans un bain, ni en diffusion atmosphérique. Suivez bien les consignes de précautions recommandées sur les emballages.

Le saviez-vous ?

Le cannelier de Ceylan fournit une autre huile essentielle, extraite des rameaux feuillés. Celle-ci est environ 10 fois moins chère que celle issue de l'écorce. Constituée à 70 % d'eugénol, elle dégage une odeur de clou de girofle !

D'autres espèces de cannelle existent : la cannelle de Chine (*Cinnamomum cassia*) et la cannelle du Vietnam (*Cinnamomum loureirii*) dont les rameaux fournissent des huiles essentielles légèrement différentes et moins chères.

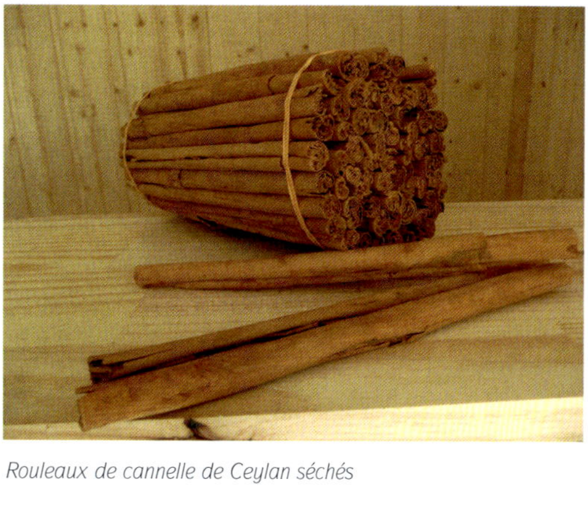

Rouleaux de cannelle de Ceylan séchés

Charbon végétal

Description

Le charbon végétal activé est une poudre noire obtenue par la carbonisation des bois blancs non résineux (bouleau, saule ou peuplier) ou des coques de noix de coco. La première étape se fait à l'étouffée et à une température élevée (600 à 1000 °C).

Cette opération est suivie d'une deuxième calcination, en présence ou non de vapeur d'eau ou de gaz oxydants (CO_2) : cette nouvelle phase constitue l' "activation" du charbon. Ce procédé permet la création d'un réseau micro-poreux très dense à l'origine des propriétés du charbon activé.

Historique

Le papyrus d'Ebers (1550 ans avant J.-C.) découvert en 1872, mentionne déjà la poudre de charbon parmi les 700 drogues répertoriées. Hippocrate (400 ans avant J.-C.) conseillait le charbon dans le traitement de certaines maladies.

Beaucoup plus tard, d'autres scientifiques découvrent les performances d'absorption de cette poudre et sa capacité à décolorer, désodoriser certaines préparations industrielles. Actuellement les filtres à charbon permettent de neutraliser des gaz ou encore d'assainir l'eau.

Quels choix, pour quels produits ?

Diverses formes de charbon végétal sont disponibles dans les pharmacies ou maisons de diététique: capsules molles (Charbon de Belloc®), gélules de poudre, granulés sucrés (exp : Formocarbine®) et enfin poudre en vrac. À titre indicatif : 1 cuillerée à café de charbon en poudre pèse environ 2 g ; 1 cuillerée à soupe, de 5 à 6 g.

Modes d'utilisation

Situations d'urgence

Par exemple l'ingestion d'un poison (champignon ou partie de plante toxique), voir la trousse "premiers soins" page 90.

Aérophagie, renvois d'air ou de gaz intestinaux et ballonnements douloureux

3 à 4 gélules par jour (ou 1 cuillerée à café fractionnée par jour).

Mauvaise haleine et fermentation intestinale

3 à 4 gélules par jour.

Intoxication alimentaire, gastro-entérite infectieuse, diarrhées

4 à 6 gélules par jour ou 1/2 cuillerée à café plusieurs fois par jour.

Propriétés

Le charbon actif est le plus puissant adsorbant d'origine naturelle connu. Grâce à son réseau micro-poreux, sa surface spécifique de contact est considérablement décuplée : chaque pore se comporte comme une éponge piégeant ce qui passe à sa portée (10 g de poudre de charbon rassemblerait près de 1 milliard de pores !). Lorsque nous avalons du charbon, il progresse dans le tube digestif et capte toutes les substances indésirables : additifs alimentaires, résidus de pesticides ou de médicaments, alcool, bactéries pathogènes, toxines diverses... ainsi que les gaz intestinaux.

Finalement, le charbon végétal activé est une véritable "pompe à poisons" douée de propriétés d'épuration et de détoxication.

Info +

Le charbon végétal reste dans le tube digestif sans passer la barrière des muqueuses digestives ; ceci explique d'une part sa parfaite tolérance et d'autre part l'absence d'effet secondaire (sauf éventuellement une constipation passagère, en cas de doses fortes ou prolongées).

Mises en garde

Compte tenu de ses propriétés adsorbantes, il est préférable de prendre le charbon entre les repas et à plus de 2 heures d'intervalle des autres médicaments (sous peine d'annuler ou de réduire leurs effets).

Pour des raisons d'interférence, il ne faut pas l'avaler en même temps que l'argile verte, qui rappelons-le, possède elle aussi des qualités d'adsorption exceptionnelles.

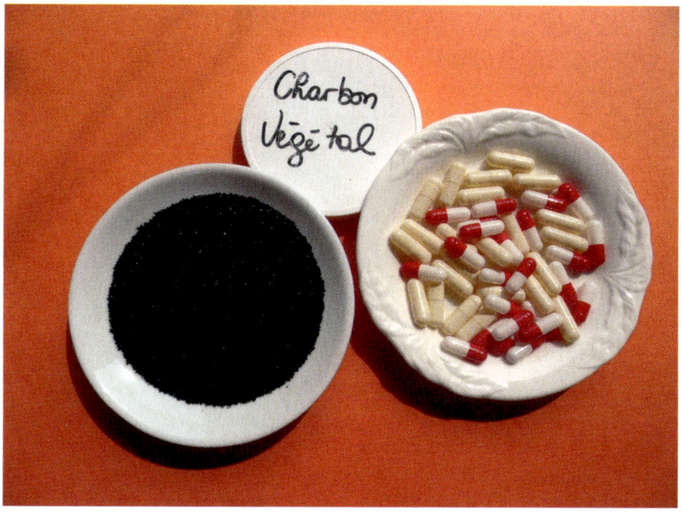

Poudre de charbon végétal activé

Chlorure de magnésium

Description

Le chlorure de magnésium, de formule MgCl2, associe deux anions de chlore (charge négative) à un cation de magnésium (charge positive +2).

Il se présente sous la forme d'une poudre blanche de saveur âcre et très amère. Soluble dans l'eau, il est naturellement présent dans le sel alimentaire non raffiné et dans l'eau de mer dont il peut être extrait pour fournir ensuite d'autres formes de magnésium.

Historique

Connu depuis l'Antiquité, le magnésium tire son nom d'une petite ville d'Asie Mineure, Magnésie. Isolé par Davy en 1808, ce minéral n'a cessé d'être étudié tant son importance est capitale. Il constitue le métal le plus abondant de l'univers. Il est, après le sodium, potassium et calcium, le quatrième minéral le plus abondant dans l'organisme dont plus de 65 % est concentré dans l'os. C'est dire la nécessité d'un apport alimentaire élevé qui est, d'après l'étude SU.VI.MAX, très insuffisant ! Au début du XXe siècle, le Pr Delbet étudia et expérimenta les effets du chlorure de magnésium sur différentes maladies infectieuses. Depuis, les avancées scientifiques ont permis de mieux comprendre son implication dans les processus vitaux.

Quels choix, pour quels produits ?

Vous trouverez en pharmacie pour un coût modique, le chlorure de magnésium conditionné en sachets de 20 g. C'est sous cette forme qu'il est le plus facile à utiliser.

Les magasins de produits diététiques proposent aussi du nigari (produit d'origine asiatique), obtenu à partir de sel marin. Le nigari est considéré comme source naturelle de chlorure de magnésium car il en renferme près de 60 %. Il se consomme surtout dans une optique d'entretien de la charge magnésienne. Pour les utilisations médicinales, préférez le chlorure de magnésium pur en sachet.

Propriétés

Cofacteur de plus de 300 systèmes enzymatiques (dont ceux réparant l'ADN), le magnésium intervient dans des fonctions cellulaires capitales. Par exemple, il stabilise la conduction de l'influx nerveux. Il joue un rôle important dans la formation de l'os et influence le métabolisme d'autres minéraux : calcium, sodium, potassium.

Sur le plan physiologique, le magnésium est un anti-stress remarquable (il est capable de diminuer la sécrétion d'adrénaline), intervient dans la qualité du sommeil et des émotions (irritabilité, anxiété), il modère l'excitabilité des muscles (spasmophilie), contribue à la régulation de la glycémie, participe à l'activité anti-inflammatoire et antiallergique, active la formation des anticorps et joue même un rôle dans l'élimination des métaux lourds (plomb, cadmium...).

Enfin, des études ont montré qu'il est également protecteur contre les maladies dégénératives (Alzheimer, Parkinson...).

Dans le cadre familial, on utilise le chlorure de magnésium contre la fatigue, en prévention des maladies hivernales, pour accompagner le traitement de certaines infections et en applications externes en cas de plaies ou de brûlures.

Info +

Les apports journaliers recommandés sont estimés à 330 mg par jour chez la femme (480 mg pendant la grossesse) et autour de 400 mg par jour chez l'homme.

Mises en garde

Ne pas confondre le chlorure de magnésium avec le sulfate de magnésium (Mg SO4), conditionné

Modes d'utilisation

Le chlorure de magnésium est utilisé sous forme d'une solution aqueuse qui donne souvent des résultats spectaculaires.

Mode opératoire

Diluez un sachet de 20 g de chlorure de magnésium dans 1 litre d'eau, de préférence dans une bouteille en verre et agitez jusqu'à dissolution complète. Vous pouvez conserver la solution obtenue (maximum 3 semaines) au frais (non obligatoire) afin d'amoindrir son amertume.

Usage externe

Plaies

Voir trousse "premiers soins" page 88.

Brûlures

Appliquez une compresse imbibée de la solution magnésienne. La douleur s'estompe très vite. Vous pouvez ensuite laisser le pansement en place, en le réimbibant de solution pour hydrater la lésion sans changer le pansement plus d'une fois par jour.

Usage interne

La solution de chlorure de magnésium n'est pas agréable à boire. Vous pouvez, avant de l'avaler, ajouter quelques gouttes de jus de citron dans chaque verre ou la diluer davantage. Agitez la bouteille avant chaque prise.

Pour retrouver la forme, prévenir les maladies hivernales

Faites une cure de 20 jours en buvant chaque matin, à jeun, l'équivalent de 50 ml de solution (environ 1/2 verre). Cette cure est particulièrement bénéfique aux deux principaux changements de saison : automne et printemps, mais aussi lorsque un traitement de "recharge" s'avère utile : allaitement, préparation de l'organisme à une opération chirurgicale, douleurs diffuses sans explication, fatigue chronique, spasme des paupières, crampes, stress...

Contre les infections (fièvre, grippe, bronchite, rhino-pharyngite, angine, gastro-entérite...)

Buvez 1 verre de solution toutes les 3 heures, 2 ou 3 fois de suite. Continuez en prenant 1 verre toutes les 6 heures, 2 ou 3 fois de suite, puis 1 verre matin et soir pendant 2 à 3 jours. Ce traitement doit déclencher une diarrhée qui est l'illustration de l'efficacité du traitement (même dans le cas d'une gastro-entérite) : l'élimination des toxines et des germes est ainsi accélérée. En revanche, si la diarrhée est trop forte, vous pouvez diminuer les doses de moitié. Terminez toujours cette cure en prenant pendant 1 semaine encore 1/2 verre par jour de cette solution afin de restaurer l'immunité défaillante.

Remarque : pour les enfants, on ajuste les doses en fonction de leur poids.

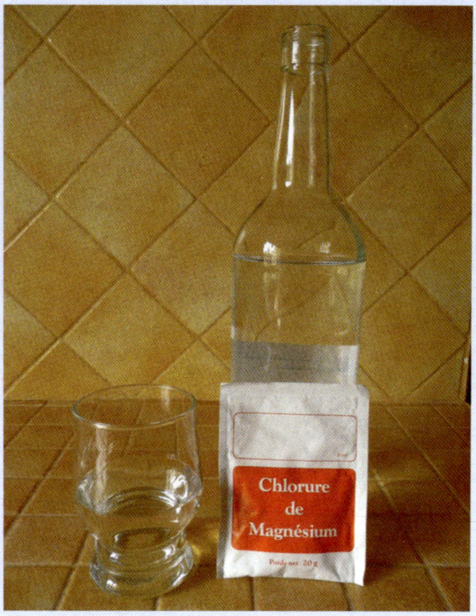

lui aussi en sachet ! Attention : laxatif, le Mg SO4 devient rapidement purgatif.

La seule contre-indication (rare) à la prise de magnésium est l'insuffisance rénale car alors le magnésium s'accumule dans l'organisme en occasionnant une fatigue sévère ou des troubles cardiaques.

Le saviez-vous ?

Les aliments les plus riches en magnésium sont le chocolat noir, le soja, les légumes secs, les fruits secs (surtout les amandes, les noix de cajou mais aussi les noix et noisettes), les céréales, le riz complet, les fruits de mer, légumes et fruits frais.

Mais d'une part l'agriculture intensive et le raffinage appauvrissent les aliments en magnésium et d'autre part les régimes (amaigrissant, par exemple) ou la prise de médicaments (diurétiques, antihypertenseurs) induisent l'apparition de carences réelles.

Le dosage biologique du magnésium ne reflète pas toujours la vérité physiologique : l'analyse explore seulement le taux de magnésium sanguin qui ne représente que 1 % du magnésium corporel. Or plus de 98 % du magnésium est contenu à l'intérieur des cellules ! Conclusion : une analyse "normale" peut masquer un déficit en magnésium.

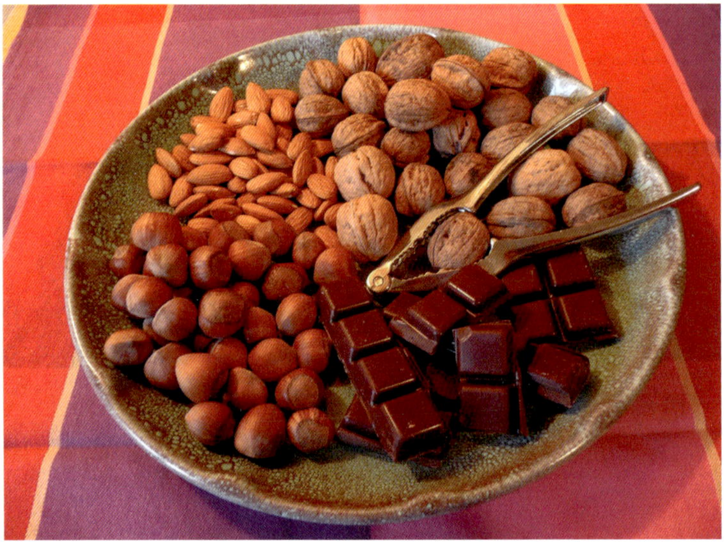

Chou potager

Description

Le chou (*Brassica oleracea*), légume populaire par excellence, a produit de multiples variétés : chou vert frisé, pommé, chou blanc, chou rouge, chou de Bruxelles, chou-fleur, brocoli...

Consommé principalement entre octobre et mars, le chou est pourtant un légume à savourer dans notre assiette toute l'année : sa composition en fait un élément remarquable pour notre santé. Très peu calorique, il est caractérisé par sa grande richesse en vitamine C et autres éléments intéressants : vitamines A, B1, B2, B9, E et K, minéraux, composés soufrés, protides, fibres et mucilages.

Historique

Originaire d'Europe, le chou potager est un descendant du chou sauvage maritime, cultivé et amélioré depuis 4 000 ans.

Très apprécié des Celtes et des Romains, ce légume a joui d'une importance capitale dans le monde. Cet enthousiasme s'effilocha au cours du sceptique XIXe siècle, malgré la pratique de quelques irréductibles médecins. Incontestablement remis à l'honneur par le docteur Valnet, le destin thérapeutique du chou se poursuit aujourd'hui dans les campagnes et dans les villes par la prescription de médecins phytothérapeutes contemporains !

Quels choix, pour quels produits ?

Suivant la saison, vous utiliserez deux catégories de choux verts : les 'Milan' à feuilles cloquées et frisées ou les 'Cabu' de printemps à feuilles presque lisses. L'usage populaire s'étend aussi aux choux blancs et rouges.

Le critère le plus important est la fraîcheur du chou. Elle se repère à la tenue "vivace" des feuilles ainsi qu'à leur toucher : les feuilles "grincent" et, en les cassant à la base, la lésion doit être humide.

Enfin, le chou doit être issu de l'agriculture biologique (entre autres, pour limiter au maximum le risque d'intolérance cutanée).

Propriétés

Le docteur Valnet ne tarissait pas d'éloges sur les innombrables propriétés du chou qu'il avait expérimenté avec succès sur ses patients. Par voie interne ou externe, cru ou cuit, sa palette d'utilisations médicinales est impressionnante.

En **usage externe**, le chou est un grand détoxiquant : son affinité particulière pour les "humeurs" viciées explique ses performances sur le nettoyage et la décongestion des plaies, contusions, infections ou autres engorgements (abcès, furoncle, ulcère, rhume, bronchite, hémorroïdes...). Sa capacité de régénération cutanée s'illustre dans le soin des brûlures, eczémas, gerçures ou engelures. Parallèlement, ses propriétés anti-inflammatoires s'exercent aussi sur les douleurs (rhumatismales, faciales, dentaires, sciatiques...).

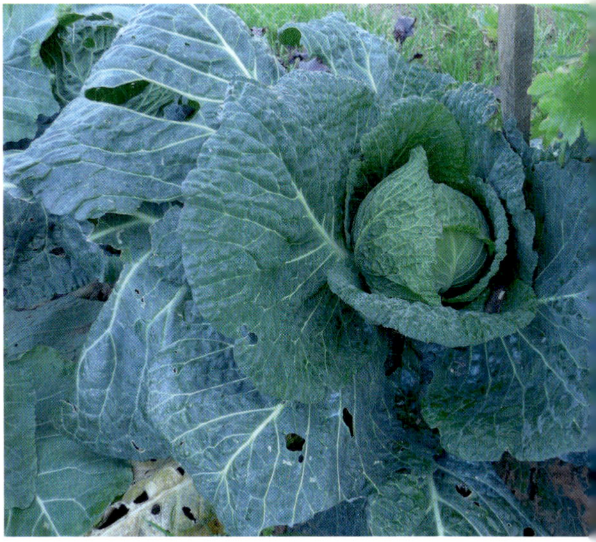

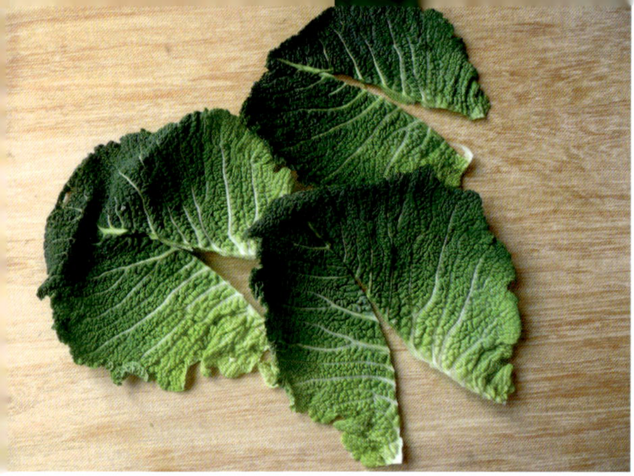

Retrait des côtes centrales

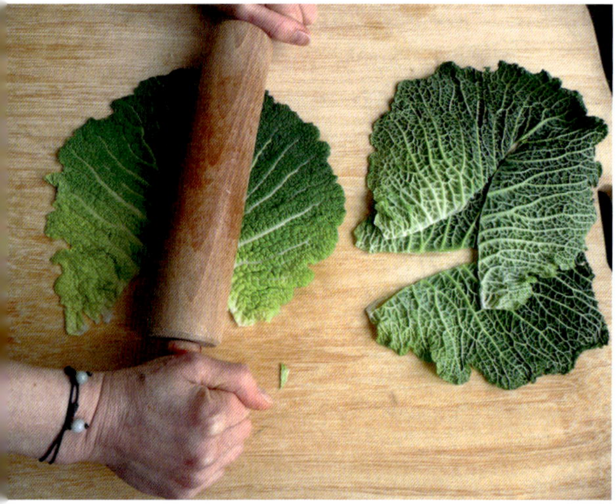

Aplatissage des feuilles

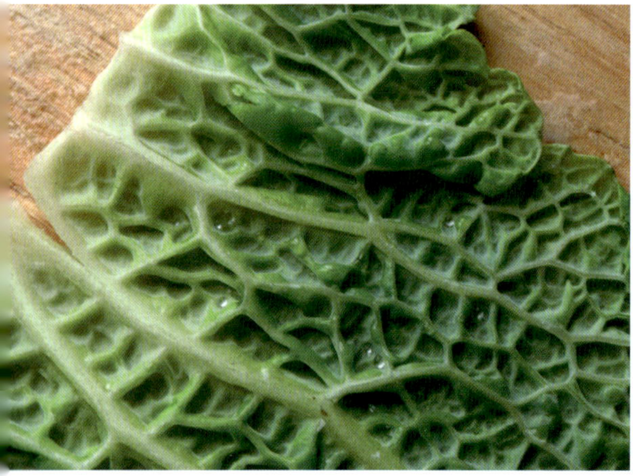

Apparition du suc perlé à la surface des feuilles

Modes d'utilisation

Usage externe

En application topique (cutanée), on utilise de préférence les feuilles du chou vert ou du chou rouge.

Mode opératoire de préparation du cataplasme

- Lavez les feuilles de chou à l'eau tiède puis essuyez-les.
- Enlevez la côte saillante centrale (au couteau ou aux ciseaux) et si nécessaire les nervures secondaires (en cas de plaie sensible).
- Aplatissez bien les feuilles à l'aide d'un rouleau à pâtisserie (à défaut, une bouteille en verre) : du suc doit perler à la surface des feuilles qui sont alors prêtes à l'emploi.
- Appliquez 1 à 4 épaisseurs de feuilles de chou sur la zone concernée.
- Recouvrez d'un tissu épais et confortable et maintenez le cataplasme sans comprimer avec une bande souple.

Remarque : au cours de l'application, les feuilles de chou peuvent se charger de sérosités et des déchets de suppuration en dégageant une odeur désagréable : ceci atteste leur action détoxiquante.

Pour une zone très sensible, ébouillantez les feuilles au préalable pendant 2 secondes pour les rendre plus souples et tolérables à l'application.

Crevasses, gerçures

Cataplasme de feuilles de chou coupées en lanières imbibées d'huile d'olive à garder toute la nuit.

Engelures, hémorroïdes

Même cataplasme que précédemment, mais sans huile d'olive.

Abcès, furoncles, plaies

Cataplasme (3 épaisseurs de feuilles de chou) à renouveler toutes les 2 à 4 heures, tant que persiste la suppuration et jusqu'à cicatrisation.
Remarque : il peut être utile, avant de renouveler le cataplasme, de nettoyer très doucement la plaie avec du sérum physiologique pour éliminer le pus. Pour les plaies suintantes, les feuilles de chou seront judicieusement posées en lanières entrecroisées de manière à faciliter l'écoulement des sérosités.

Ulcère simple de la jambe

Cataplasme de 3 à 4 feuilles de chou à renouveler toutes les 4 à 6 heures et toute la nuit avec suivi médical obligatoire (un traitement général s'impose).
Remarque : si une douleur apparaît, limitez le temps d'application des cataplasmes (1 à 2 heures) séparés par un intervalle plus long (6 à 12 heures).

Usage interne

Pour l'usage interne, on absorbe, suivant les cas, le chou cru ou cuit. Le chou cru, râpé fin ou sous forme de jus extrait par centrifugation, doit être consommé immédiatement après préparation.

Anémie, fatigue générale

Buvez 1 verre de jus de chou par jour durant 3 semaines

Bronchite aiguë ou chronique

Prenez 1 à 2 verres de jus de chou rouge par jour ou boire 1 litre par jour de la décoction réalisée avec 2 grandes feuilles de chou que vous laisserez frémir 30 minutes.

Ulcère de l'estomac

Buvez 2 à 3 verres de jus de chou par jour en dehors des repas, pendant 3 semaines.

Prévention des parasites intestinaux (vers)

Faites boire aux enfants 1/2 verre ou 1 verre de jus de chou, à jeun, 3 matins de suite en commençant le jour de la pleine lune, c'est-à-dire au premier jour de lune décroissante. Idéalement, renouvelez cette cure au moins 3 mois de suite.

En **usage interne**, le chou se montre tout aussi intéressant. Sa richesse en vitamine C a permis, dès le XVIIIe siècle, d'éradiquer le scorbut sur les navires grâce à la choucroute embarquée à bord. Très peu calorique et pauvre en glucides, il est l'allié de la minceur et de l'alimentation du diabétique. Il revitalise et rééquilibre l'organisme sur le plan général.

Le chou possède des propriétés antioxydantes remarquables dont on connaît l'action préventive sur le cancer, les maladies cardio-vasculaires ou liées au vieillissement prématuré.

L'activité anticancérigène du chou a été confirmée et élargie très récemment par des études américaines.

Le saviez-vous ?

La première eau de cuisson du chou (ou premier bouillon) est laxative : elle peut améliorer une constipation (boire 2 à 4 verres). Au contraire, si on poursuit l'ébullition (au moins 1 heure), la décoction obtenue devient astringente et soulagera les diarrhées. Le chou est plus facile à digérer cru (râpé le plus finement possible) qu'à moitié cuit. S'il s'agit de chou cuit, préférez la cuisson à l'étouffée par rapport à la cuisson à l'eau qui prive le chou de certains de ses éléments. Contrairement aux idées reçues, la choucroute (sans charcuterie !) qui est un aliment prédigéré par le procédé de lactofermentation est bien plus digeste que le chou naturel.

Citron

Description

Le citronnier *Citrus limonum* (encore appelé limonier) est un arbuste de 2 à 4 m de haut. Son fruit ovoïde jaune, terminé par un mamelon proéminent, est le citron que nous connaissons tous : la zone périphérique de sa peau (le zeste) renferme de nombreuses poches sécrétrices à essence. On emploie suivant les cas, le citron entier, le jus, l'écorce (le zeste) ou encore l'essence obtenue par expression du zeste. Celle-ci, de couleur jaune d'or, renferme majoritairement des monoterpènes dont 75 % de limonène. Le jus du citron est riche en acide citrique, en minéraux et vitamines : notamment la vitamine C (près de 50 mg pour 100 g de jus), mais aussi les vitamines du groupe B et P.

Historique

Le citronnier, originaire des forêts du nord de l'Inde, a été introduit d'Afrique du Nord, en Europe dès le XIe siècle. Sa culture s'est ainsi propagée dans toutes les régions méditerranéennes. Plus tard, on le retrouve en Amérique du Nord, en Australie... Ce fruit, appartenant à la famille des Agrumes (de l'italien *agro*, acide) est indiscutablement un remède des plus utiles en médecine naturelle.

Quels choix, pour quels produits ?

Quel que soit le mode d'utilisation, les citrons devront provenir de l'agriculture biologique, ou au moins n'avoir subi aucun traitement après récolte, surtout lorsqu'on emploie les zestes qui

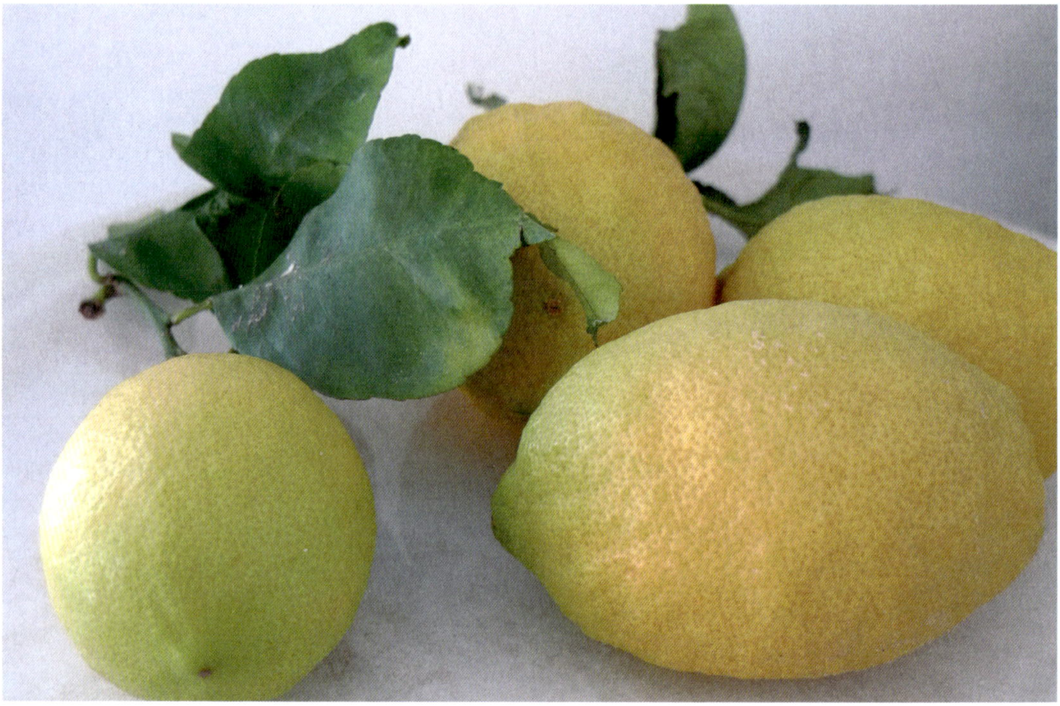

Mode d'utilisation

Usage interne

Le jus de citron pressé peut soigner un grand nombre de nos petits maux tout en servant avantageusement de boisson en cas de fièvre ou d'épisodes infectieux.

Nausées, vomissements, aigreurs et brûlures d'estomac

Suivant les cas, ajoutez 1 à 2 cuillerées à café de jus (au maximum le jus d'1 citron entier) dans 1/2 verre d'eau (chaude si on préfère). Buvez la citronnade plusieurs fois par jour.

Décalcification, reminéralisation lors de fractures ou de grande fatigue

Le soir, mettez 1 œuf de ferme entier (bien nettoyé) dans une petite tasse dans laquelle vous ajoutez du jus de citron de façon à immerger complètement l'œuf. Laissez tremper toute la nuit et buvez le lendemain matin le liquide obtenu (en ajoutant un peu d'eau). L'acidité du citron dissout le calcium présent dans la coquille de l'œuf et le rend directement assimilable par notre organisme. Cette préparation simple était autrefois très utilisée dans les campagnes à l'entrée de l'hiver, période de l'année où le soleil est moins présent. Il est conseillé d'en boire 1 jour sur 2 (avec le même mode opératoire) pendant 1 ou 2 mois.

Crise de foie

Les préparations employant le citron entier ont l'avantage de rassembler les principes actifs présents dans le jus et ceux contenus dans le zeste (essence) qui se libèrent sous l'effet de la chaleur. La décoction du citron entier était préconisée par le docteur Valnet contre l'"engorgement" du foie (à mettre en pratique pour les lendemains de fêtes bien arrosées !). Mettez 3 citrons dans l'eau froide sans les couper et portez à ébullition durant 3 minutes (mais pas plus, pour ne pas détruire la vitamine C). Laissez refroidir, sortez les citrons et pressez le jus que vous ajouterez à l'eau de la préparation. Buvez à jeun le matin et entre les repas.

Usage externe

Acné

Appliquez du jus de citron sur les zones atteintes, tous les soirs après un nettoyage doux.

Aphtes, maux de gorge

Procédez à des gargarismes de jus de citron additionné d'eau tiède plusieurs fois par jour.

Saignement de nez

Vite, appliquez un morceau de coton imbibé de jus de citron.

Ongles cassants

Matin et soir, bain des ongles dans du jus de citron sans rinçage, 10 à 15 jours de suite.

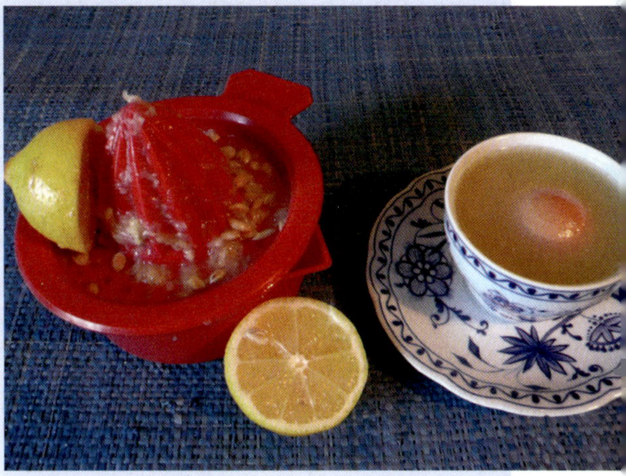

Œuf immergé dans du jus de citron

concentrent les pesticides. Pour cette même raison, il est préférable d'acheter l'huile essentielle (ou plus exactement, l'essence) de citron issue de l'agriculture biologique.

Propriétés

Ses multiples propriétés confèrent au citron une place indispensable dans la pharmacie familiale : le citron est bon pour tout ! Il est antiseptique, astringent, antiscorbutique, alcalinisant et reminéralisant. Il stimule les défenses naturelles en activant la production des globules blancs, favorise les fonctions digestives en augmentant les sécrétions, améliore la circulation sanguine par une action fluidifiante, assouplit les articulations et est surtout capable de détoxifier entièrement l'organisme. Même dans l'alimentation, le citron est notre allié : quelques gouttes de citron dans les huîtres débarrassent celles-ci de leurs bactéries. Contrairement à une idée reçue, la saveur acide du citron n'induit pas une acidité pour l'organisme (sauf si on consomme son jus avec du sucre ou du miel). Au contraire, l'acide citrique du citron est oxydé pendant la digestion en donnant au final des carbonates et bicarbonates générateurs d'alcalinité permettant de neutraliser l'excès d'acidité présente.

Mises en garde

Après extraction, le jus de citron doit être consommé immédiatement pour ne pas perdre ses propriétés. L'essence de citron est, elle aussi, fragile. Dès que le flacon est ouvert, elle ne se conserve pas bien et il faut alors la stocker dans le bas du réfrigérateur.

Le saviez-vous ?

Le citron rendra plus de jus si vous le trempez 5 minutes dans l'eau chaude. Les pépins (riches en huile grasse et d'un principe amer) du citron sont efficaces contre les vers intestinaux lorsqu'ils sont absorbés broyés.

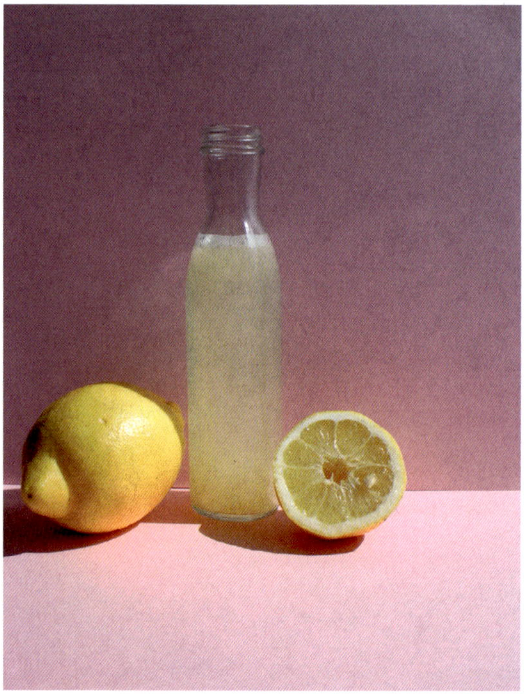

Clou de girofle

Description

Le giroflier (*Syzygium aromaticum* ou *Eugenia caryophyllata*) est un petit arbre originaire des îles Moluques cultivé aujourd'hui à Madagascar, en Indonésie et en Chine. Les feuilles, vert foncé luisant, coriaces et persistantes peuvent atteindre 12 cm de long. Les boutons floraux desséchés avant l'épanouissement constituent la partie médicinale : ce sont les fameux "clous" de girofle, ainsi nommés à cause de leur forme en clou à tête. Les clous renferment des tanins, des flavonoïdes, des lipides, des minéraux et une huile essentielle très riche en eugénol (plus de 80 %). Cette huile essentielle possède une odeur épicée et une saveur piquante caractéristiques.

Historique

Cette épice orientale est chargée d'histoire. Très tôt, ses propriétés ont été exploitées. Faisant partie des offrandes retrouvées dans les tombeaux, elle servait aussi à la momification. Avant de s'adresser à leur empereur, les mandarins chinois mâchaient des clous de girofle afin de purifier leur haleine...

Cette épice était également très prisée à l'époque mérovingienne où elle contribuait à conserver la viande. Dès le XVe siècle, Portugais et Hollandais en intensifièrent le commerce en Europe. Deux siècles plus tard, elle fait à nouveau parler d'elle en entrant dans la composition du célèbre vinaigre des "quatre voleurs". Depuis, aromate prisé dans le curry ou le vin chaud, condiment indispensable de nombreux plats, le clou de girofle ne cesse de dispenser ses qualités à travers le monde.

Quels choix, pour quels produits ?

La conservation des clous doit s'effectuer à l'abri de la lumière, dans un endroit sec et loin de toute source de chaleur, comme pour toute substance aromatique, afin de préserver l'arôme.

Modes d'utilisation

Usage interne

Mode préparatoire de l'infusion de clous de girofle

Comptez 3 à 6 clous pour l'équivalent d'1 tasse d'eau. Portez l'eau à ébullition ; couvrez et laissez frémir 5 minutes. Retirez du feu et laissez infuser 10 minutes supplémentaires. Filtrez avant de boire.

Éructations, digestion lente, fermentations intestinales, diarrhées

Buvez 1 tasse de décoction de clous de girofle, 3 fois par jour, après les repas. Pour mieux digérer haricots, lentilles, pois cassés, choux..., ajoutez soit des clous de girofle pendant la cuisson de ces aliments, soit de l'huile essentielle de clou de girofle (à raison de 1 à 2 gouttes pour 500 g de plat, pas plus !), en fin de cuisson. Cet ajout permet aussi d'éviter ballonnements et flatulences.

Usage externe

Abcès dentaire, carie, rage de dent

En attendant le rendez-vous chez le dentiste, frottez la zone douloureuse avec un clou de girofle écrasé ou appliquez une compresse imbibée de décoction tiédie (voir ci-dessus) de clous de girofle sur la zone douloureuse.

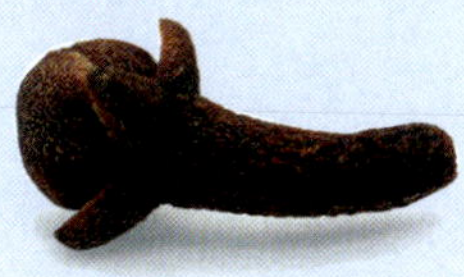

L'huile essentielle de clou de girofle existe en version biologique. Vérifiez la couleur qui ne doit pas être brun foncé, signe que l'huile essentielle est vieille ou pire, brûlée ! D'autre part, ne pas confondre l'huile essentielle issue des clous (ou **boutons** floraux) avec celle issue des feuilles ou encore des griffes (**pédoncules** floraux) qui n'ont pas la même composition.

Propriétés

Le girofle possède, avant tout, par son huile essentielle, d'importantes propriétés anti-infectieuses capable de s'exercer sur les différentes sphères de l'organisme : buccale, pulmonaire, intestinale, urinaire, cutanée...

Antibactérienne très puissante, antivirale (surtout vis-à-vis du virus de l'herpès), l'huile essentielle est aussi antifongique et antiparasitaire (gale, poux, aoûtats, répulsive des insectes). Anti-inflammatoire et dotée d'une bonne activité antalgique, elle calme les douleurs par anesthésie locale.

Le girofle fait partie, comme la cannelle, des plantes "échauffantes" de l'organisme, se manifestant aussi bien sur le plan physique (augmentation de la tension artérielle, facilitation de l'accouchement) que cérébral.

En usage interne, les clous de girofle, traditionnellement utilisés contre les troubles digestifs (ballonnements, digestion lente), révèlent une

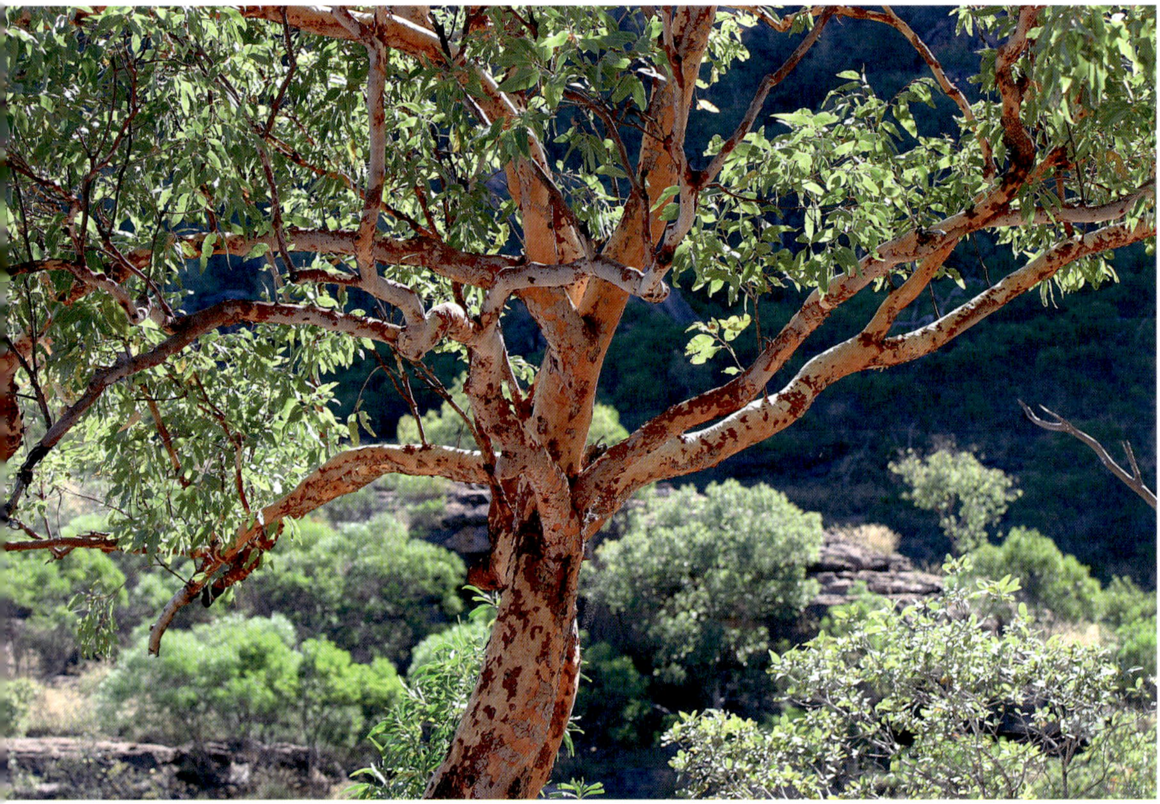

Giroflier

activité intéressante de protection et de rééquilibrage de la flore intestinale.

Mises en garde

L'huile essentielle est déconseillée à la femme enceinte ou allaitante (sauf usage très local et non renouvelé) ainsi qu'aux enfants de moins de 6 ans. La toxicité de l'huile essentielle de girofle est hépatique (nécrose cellulaire) et cérébrale (convulsions), mais ne s'observe qu'en cas de doses trop élevées. Elle est irritante pour la peau et les muqueuses (préférez l'emploi dilué). Ne la diffusez pas, ne l'inhalez pas.

Attention : certaines personnes sont allergiques à l'eugénol. Bue après 17 heures, la tisane de clous de girofle peut provoquer une difficulté d'endormissement.

Douleurs dentaires des bébés

Trempez le doigt (propre !) dans la décoction de clous de girofle et frottez doucement les gencives douloureuses du bébé, plusieurs fois par jour.

Mauvaise haleine

Croquez et gardez dans la bouche quelques instants un clou de girofle.

Prévention de la plaque dentaire

Faites régulièrement (2 à 3 fois par semaine) des bains de bouche à l'aide de la décoction de clous de girofle.

Désinfection des plaies

Après lavage abondant pour éliminer les souillures, tamponnez la plaie d'une compresse imbibée de décoction de clous de girofle.

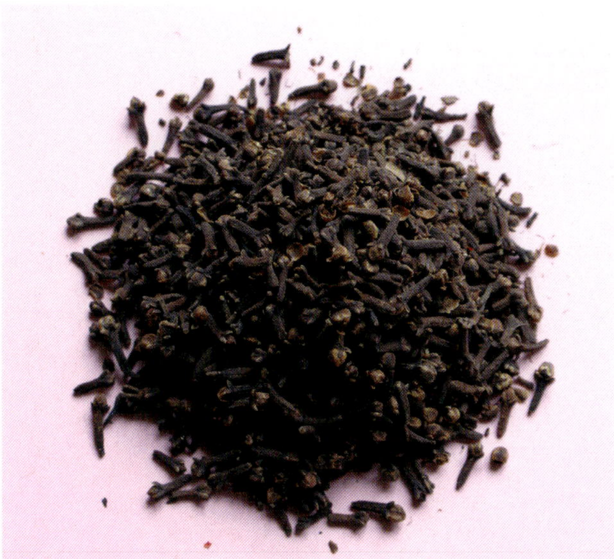

Échinacée pourpre

Description

L'échinacée (*Echinaceae purpurea*) est une belle plante vivace de 60 cm de hauteur (pouvant atteindre 1,80 m). Les tiges dressées, épaisses et velues présentent un aspect ciré. Les feuilles entières sont ovales, lancéolées. Les grandes fleurs sont pourpres : les fleurs ligulées (que l'on prend pour les pétales) sont tombantes alors que les tubulées sont réunies en boule (et forment en quelque sorte le "cœur" de la fleur).

Sous le nom de *Echinacea* se distinguent trois espèces : *Echinacea purpurea, Echinacea angustifolia* et *Echinacea pallida*. La racine arrachée au bout de 4 années de culture constitue la partie médicinale. Elle contient de nombreux principes actifs : polysaccharides, alcamides et des flavonoïdes.

Historique

Originaire d'Amérique du Nord, l'échinacée a été largement utilisée dans la médecine traditionnelle de plusieurs tribus amérindiennes pour traiter des affections variées : blessures, morsures de serpent, fièvres et maladies vénériennes. Bien que son histoire soit récente, l'échinacée figure actuellement parmi les 10 plantes médicinales les plus utilisées dans une grande partie de l'Europe.

Quels choix, pour quels produits ?

Les racines d'échinacée (à l'état brut) s'achètent en pharmacie ou herboristerie spécialisées.

La plante existe aussi sous d'autres présentations, plus rapides d'emplois : d'une part des formes liquides préparés à partir de la plante fraîche : teinture mère (TM), suspension intégrale de plante fraîche (SIPF), extrait de plante standardisé (EPS) ; d'autre part des formes solides issues de la plante sèche : gélules de

Mode préparatoire de la tisane

Versez environ 150 ml d'eau bouillante (l'équivalent d'1 tasse) sur 1/2 cuillerée à café de racine fragmentée d'échinacée. Couvrez puis laissez infuser 15 minutes avant de filtrer.

Prévention des affections hivernales

Commencez une cure d'échinacée à partir du mois de septembre à raison de 10 jours par mois durant toute la période à risque (3 à 6 mois), en prenant :

• soit 3 tasses d'infusion par jour, à distance des repas,

• soit 30 gouttes de TM (teinture mère) diluées dans un verre d'eau, 2 fois par jour,

• soit 1 cuillerée à café de SIPF (suspension intégrale de plante fraîche) ou EPS (extrait de plante standardisé) diluée dans 1 verre d'eau, 2 fois par jour.

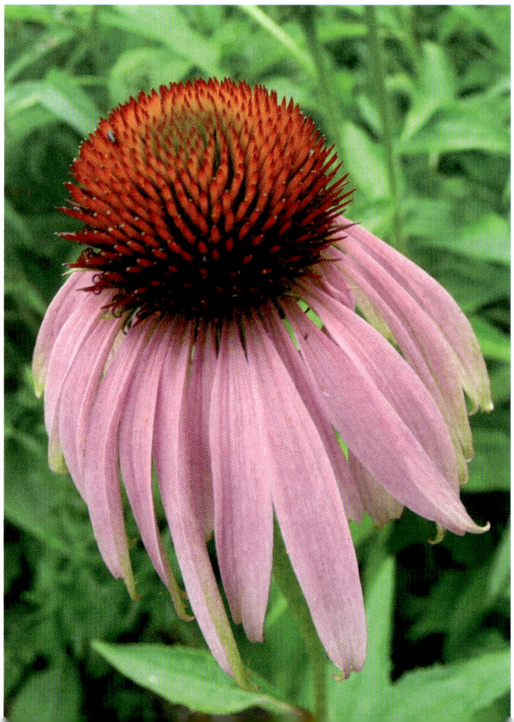

poudre ou d'extrait sec. Enfin, combinée à d'autres plantes ou principes actifs, l'échinacée entre dans la composition de médicaments et de compléments alimentaires (spray et pastilles pour la gorge, bain de bouche, crèmes...).

Propriétés

L'échinacée doit sa renommée à ses remarquables propriétés immunostimulantes. Ses différents constituants entrent en synergie pour renforcer les défenses naturelles de l'organisme. Les polysaccharides protègent les cellules des attaques virales. Les alcamides luttent contre les bactéries et les champignons. Les flavonoïdes sont anti-inflammatoires... La mobilisation et le taux des globules blancs s'accroît tandis que la synthèse d'une molécule essentielle à l'immunité (l'interféron) est favorisée. Bref, l'échinacée réduit la gravité des symptômes et accélère le rétablissement. L'échinacée est particulièrement recommandée contre les affections respiratoires (rhumes, pharyngites, sinusites...), les refroidissements et la grippe mais aussi en cas de cystites récidivantes à colibacille, certaines infections de la peau et chaque fois que notre système immunitaire a besoin d'un petit coup de pouce (prévention des maladies hivernales, stress, fatigue...).

Modes d'utilisation

Comme toute substance immunostimulante, l'échinacée donne le meilleur d'elle-même lorsqu'elle est absorbée par cures discontinues et de courtes durées : généralement 10 à 20 jours par mois.

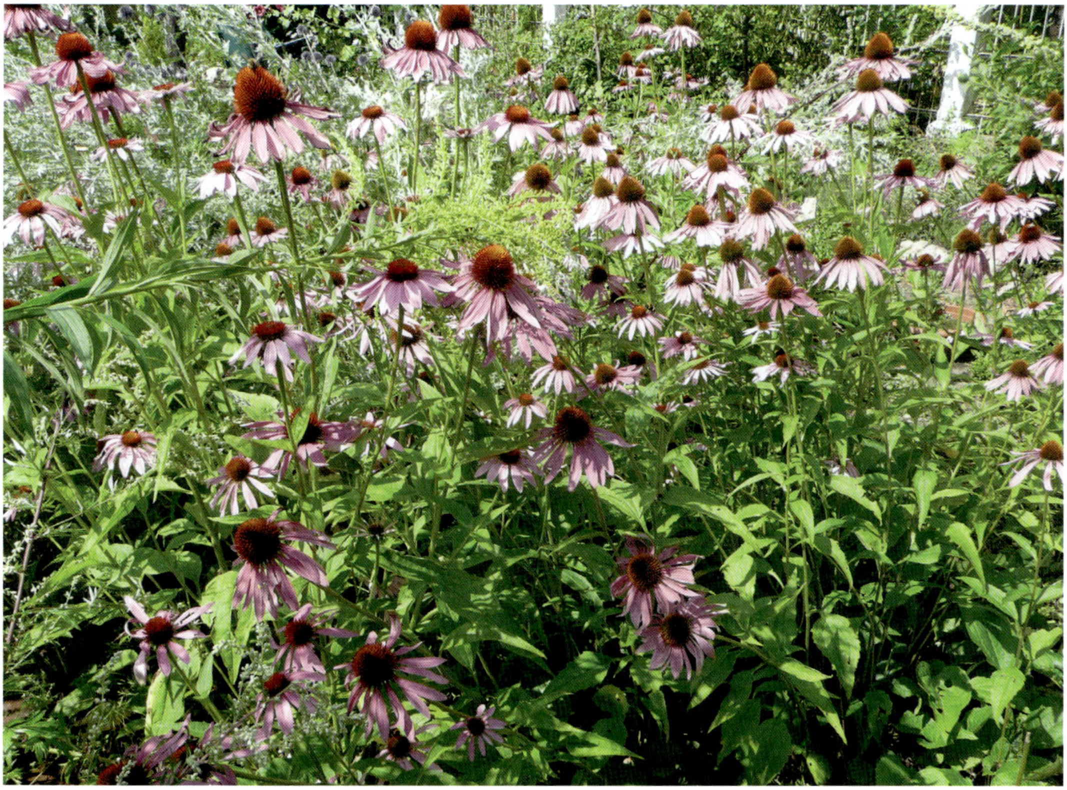

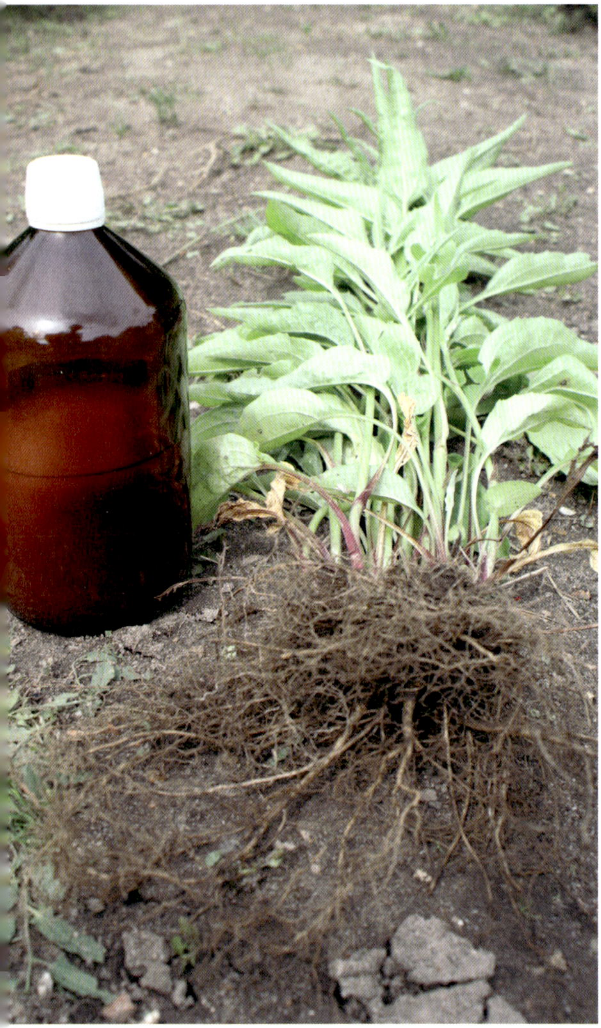

Racines d'échinacée pourpre et flacon de SIPF

Infections déclarées (rhumes, états grippaux, bronchites, cystites...)

Faites un traitement d'1 semaine en buvant :
• soit 4 tasses de tisane d'échinacée par jour, en dehors des heures de repas,
• soit 30 gouttes de TM dans un verre d'eau 3 fois par jour,
• soit 1 cuillerée à café de SIPF (ou EPS) 3 fois par jour pendant 7 jours.
Si vous préférez les gélules à avaler, référez-vous aux posologies indiquées sur le conditionnement.

Mises en garde

L'échinacée est dénuée de toxicité et d'effets secondaires mais il ne faut pas l'utiliser en cures prolongées sans avis médical, ni dans les maladies auto-immunes et les maladies évolutives (tuberculose, sclérose multiple, SIDA...) où elle risque de conduire à des effets inversés. Enfin, prudence chez les personnes allergiques aux plantes de la famille des Asteraceae (armoise, arnica, souci, camomille, matricaire...).

Le saviez-vous ?

Certains principes actifs de l'échinacée sont fragilisés par la chaleur. Pour cette raison, la tisane se réalise par infusion et non par décoction afin d'optimiser l'activité thérapeutique de cette plante majeure !

Eucalyptus

Description

Les eucalyptus sont originaires d'Australie et de Tasmanie. Ce sont de grands arbres à écorce caduque dont les feuilles changent de forme suivant l'âge : arrondies sur les rameaux juvéniles et plus ou moins en forme de faucille, grandes (12 cm de long) au stade adulte.

Les feuilles adultes très odorantes constituent la partie médicinale. L'**huile essentielle** obtenue à partir des feuilles de plus de 1 an d'âge (les plus jeunes ne contiennent pas assez d'essence) de l'eucalyptus radié (*Eucalyptus radiata*) dégage une odeur balsamique reconnaissable entre toute. Très riche en 1,8 cinéole (qui n'est autre que l'eucalyptol), présent à plus de 80 %, elle comprend aussi des monoterpènes et des citrals. Les feuilles contiennent également des tanins et des flavonoïdes.

Historique

Grâce à son avidité pour l'eau et à la longueur de ses racines, l'eucalyptus assainit les terrains marécageux en anéantissant par la même occasion les gîtes à moustiques.

Très observateurs, et par analogie, les Anciens utilisaient les feuilles d'eucalyptus pour "assécher" les voies respiratoires encombrées... Les aborigènes d'Australie exploitaient aussi les feuilles fraîches pour panser les plaies.

L'eucalyptus globuleux (*Eucalyptus globulus*) a été découvert en Tasmanie en 1792 au cours de l'expédition d'Entrecasteaux (à la recherche de La Pérouse). Mais il faut attendre 1856 pour son introduction en Europe. Les premières recherches médicinales débutent en 1865 où l'on proclame enfin son efficacité contre les fièvres intermittentes.

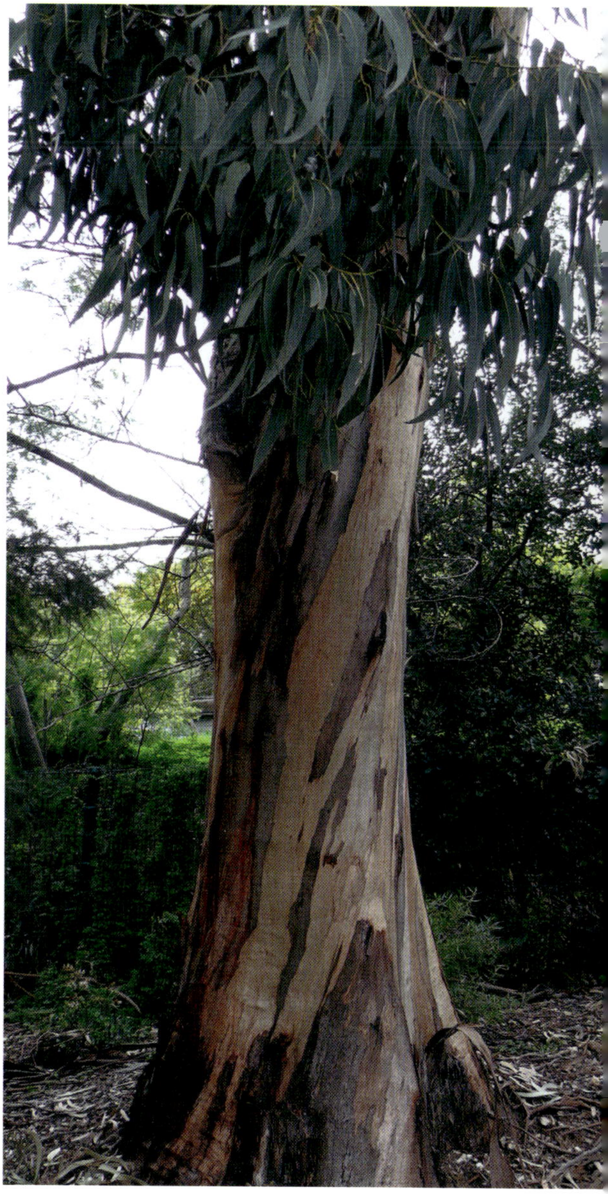

Eucalyptus globulus

Modes d'utilisation

Usage interne

Mode préparatoire de la tisane

Versez environ 150 ml d'eau bouillante sur 1 cuillerée à café de feuilles (coupées menues) d'eucalyptus. Couvrez et laissez infuser 15 minutes. Filtrez avant de boire.

Infections respiratoires, rhumes, sinusites, grippe, bronchites, toux grasse

Buvez 3 à 4 tasses d'infusion d'eucalyptus par jour, en dehors des repas, ou prenez 2 gouttes d'huile essentielle mélangées à du miel, de l'huile d'olive (ou absorbées sur de la mie de pain), 2 à 3 fois par jour, pendant 4 à 6 jours. **Variante :** préparez un miel aromatique en mélangeant bien 100 gouttes d'huile essentielle d'*Eucalyptus radiata* dans 100 g de miel de très bonne qualité (miel de thym ou de lavande, pour avoir une synergie d'action). Prenez 1 cuillerée à café de ce miel transformé, 3 à 4 fois par jour.

Usage externe

Bronchite, grippe, toux

Dispersez 3 à 4 gouttes d'huile essentielle d'*Eucalyptus radiata* dans un peu d'huile végétale puis, avec le mélange, frictionnez-vous le thorax et/ou le dos, 3 fois par jour, pendant 4 à 6 jours.

Rhumes, sinusites

Versez 2 gouttes d'huile essentielle d'*Eucalyptus radiata* (ou mieux : 2 gouttes d'eucalyptus et 2 gouttes d'huile essentielle de lavande vraie) dans un peu d'huile végétale, puis, avec le mélange, frictionnez le bas du cou et la nuque, 3 fois par jour.

Prévention des infections (grippe, rhumes…)

Vous passerez au travers des épidémies virales contagieuses en appliquant 2 à 3 gouttes d'huile essentielle d'*Eucalyptus radiata* (diluées dans un peu d'huile végétale) sur la voûte plantaire interne des pieds (ou l'intérieur des poignets), matin et soir dès le début de l'épidémie et durant 10 à 15 jours.

Bain aromatique contre les refroidissements, la fièvre

Mélangez 25 gouttes d'huile essentielle d'*Eucalyptus radiata* en les dispersant au préalable dans un solubilisant spécifique. Le bain aromatique prodigue rapidement un bien-être et supprime la fatigue. Vous pouvez en profiter une fois par semaine, en prévention, durant la période hivernale. Si vous ne disposez pas d'une baignoire, faites un bain de pieds : son action bénéfique est étonnante !

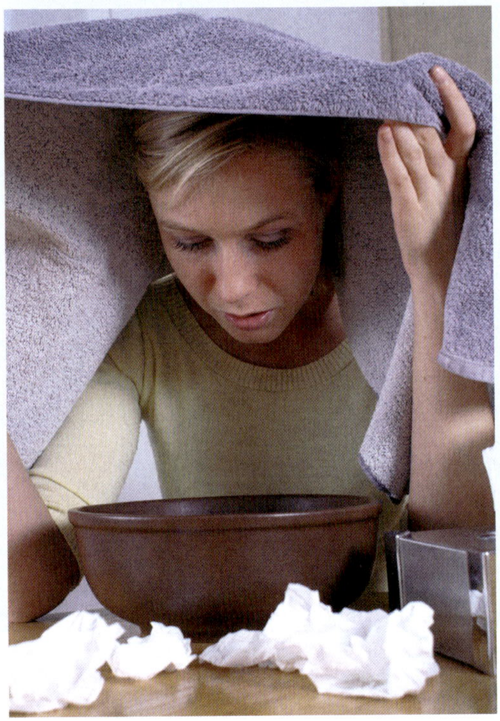

Inhalations, fumigations

Déposez quelques gouttes d'huile essentielle d'*Eucalyptus radiata* dans 1 bol d'eau chaude (encore mieux, dans un inhalateur) ou directement sur un mouchoir, puis respirez profondément les vapeurs dégagées pendant 5 minutes. Renouvelez l'opération 1 à 2 fois par jour.

Assainissement de l'air ambiant

Pour purifier l'air en cas de maladie ou lorsque l'on respire mal la nuit, jetez 1 poignée de feuilles concassées d'eucalyptus dans une casserole d'eau bouillante sans couvrir. Posez le récipient dans la pièce à assainir : les vapeurs dégagées entraînent les composés antiseptiques volatils dans l'air ambiant. Autre alternative : déposez quelques gouttes d'huile essentielle d'*Eucalyptus radiata* dans 1 bol d'eau chaude.

Répulsif anti-moustiques

Déposez quelques gouttes d'huile essentielle d'*Eucalyptus radiata* sur un mouchoir que vous conservez près de vous, lorsque vous êtes à l'extérieur.

Quels choix, pour quels produits ?

En vrac, les feuilles d'eucalyptus proviennent du gommier bleu, plus connu sous le nom d'*Eucalyptus globulus*, inscrit à la pharmacopée européenne. Pour l'huile essentielle, mieux vaut choisir celle d'*Eucalyptus radiata* qui est potentiellement moins toxique (car moins riche en 1,8 cinéole et sans cétones).

Propriétés

L'eucalyptus est surtout un grand antiseptique respiratoire (antiviral, antibactérien), mais aussi urinaire (colibacillose). Le composé majoritaire de son essence, le 1,8 cinéole, lui permet d'agir directement sur les voies aériennes supérieures, la gorge et les bronches.

L'eucalyptus fluidifie les sécrétions bronchiques, favorise leur évacuation (expectoration) et calme l'irritation locale par son activité anti-inflammatoire. Bon antitussif, il combat la fièvre, dynamise l'organisme fatigué et stimule le système immunitaire. Parmi les autres propriétés, les feuilles ont montré un effet hypoglycémiant, tandis que l'huile essentielle se révèle révulsive vis-à-vis des moustiques et des poux.

Mises en garde

L'infusion de feuilles d'eucalyptus induit parfois (rarement) des nausées ou des vomissements.

La toxicité de l'huile essentielle d'*Eucalyptus radiata* ne s'observe qu'à fortes doses : elle devient dangereuse pour le système nerveux en provoquant des crises d'épilepsie.

L'huile essentielle d'*Eucalyptus radiata* est déconseillée sans avis médical chez la femme enceinte ou allaitante et chez l'enfant de moins de 3 ans.

L'huile essentielle d'eucalyptus est contre-indiquée en cas de maladie hépatique grave. Elle est un inducteur enzymatique et, de ce fait, l'activité de certains médicaments (pris en même temps) est raccourcie ou modifiée.

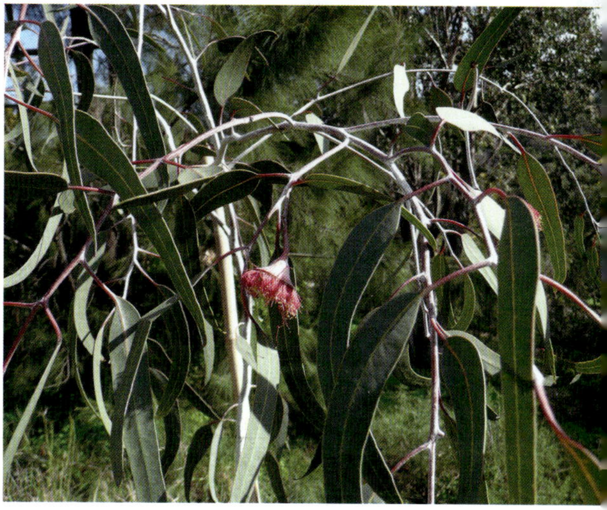

Feuilles d'Eucalyptus globulus

Fleurs de Bach

Description

Les fleurs de Bach sont des élixirs floraux fabriqués à partir de fleurs fraîchement cueillies. Au cours de la première étape, celles-ci sont aussitôt placées dans de l'eau minérale puis infusées aux rayons du soleil ou chauffées par ébullition, suivant les fleurs. La solution obtenue est ensuite mélangée à une quantité égale de cognac pour donner l'élixir mère. La deuxième étape consiste en la mise en flacons : 2 gouttes de l'élixir mère sont diluées dans environ 30 ml d'alcool doux de raisin, qui sert de conservateur.

Historique

C'est un médecin chirurgien, bactériologiste et homéopathe qui est à l'origine des fleurs de Bach : le docteur Edward Bach, né en Angleterre en 1886. Influencé par le fondateur de l'homéopathie, Samuel Hahnemann, le docteur Bach développe dans un premier temps des vaccins pris par voie orale, basés sur des bactéries intestinales, conduisant à des résultats remarquables sur les affections chroniques de ses patients. Dans un deuxième temps, voulant se rapprocher d'une méthode de soin encore plus douce, il se dirige tout naturellement vers les fleurs et prépare ainsi 38 élixirs unitaires différents et un élixir composé, le Rescue.

Propriétés

Pour le docteur Bach, les émotions ressenties ont autant d'impact sur le mental que sur le physique. Pour lui, la maladie résulte d'un mal-être intérieur et il est persuadé que la nature peut offrir des remèdes capables d'aider chacun à voir la vie de façon plus positive. Il a ainsi classé les 38 élixirs en 7 groupes, correspondant chacun à un état émotionnel négatif qui entrave l'har-

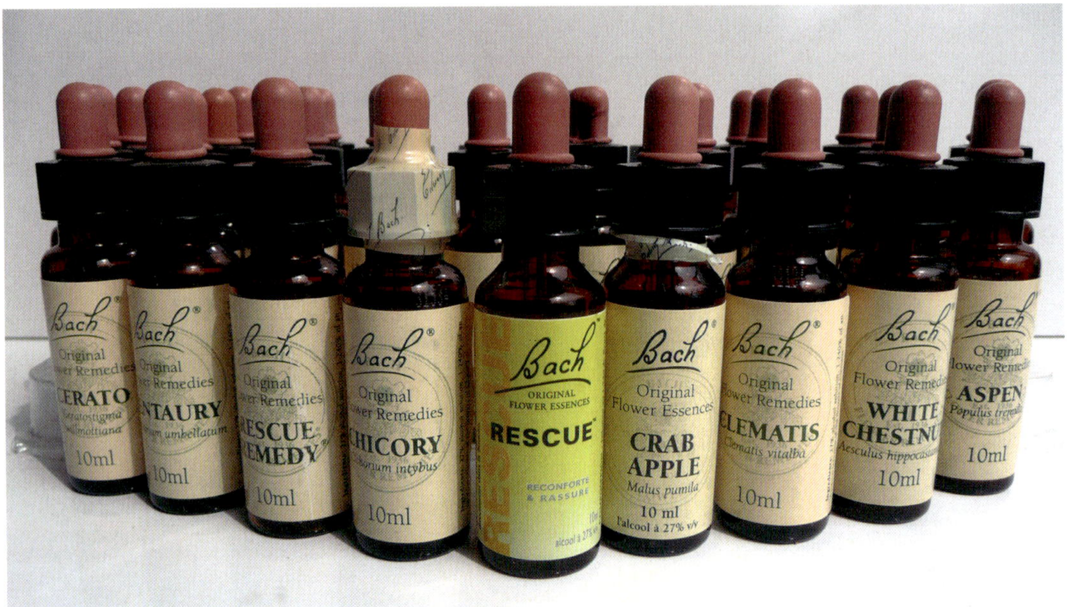

Modes d'utilisation

Edward Bach souhaitait que chacun puisse choisir lui-même la ou les fleurs correspondant aux émotions ressenties.

Une fois le choix arrêté, la méthode consiste à verser 2 ou 3 gouttes de l'élixir dans 1 petit verre d'eau et à boire le liquide par petites gorgées plusieurs fois dans la journée. Les élixirs peuvent être employés sur une courte durée (pour des émotions passagères) ou plus longtemps (environ 3 semaines), lorsque les émotions sont marquées ou anciennes. Le Rescue peut aussi s'utiliser pur, directement sous la langue, en fonction de l'urgence ressentie, à la dose de 2 à 4 gouttes, à renouveler si besoin.

monie : la peur, l'incertitude, le manque d'intérêt pour le présent, la solitude, l'hypersensibilité aux influences et aux idées des autres, le découragement et le désespoir, et enfin, la préoccupation excessive du bien-être d'autrui. Au sein de chaque groupe, les différents élixirs agissent chacun sur un aspect de l'état émotionnel concerné. Par exemple, dans le groupe "peur", **Mimulus** (la "mimule") est conseillé lorsqu'il s'agit d'une peur du quotidien, une timidité, une crainte d'origine connue, tandis que **Aspen** (le "tremble") aide à transformer la peur d'origine inconnue.

Mais l'élixir le plus connu dans le monde est le complexe **Rescue**, réalisé à partir de 5 fleurs (Impatiens, Star of Bethlehem, Cherry plum, Rock rose, Clematis), qui est le remède d'urgence du docteur Bach. Rescue calme l'état émotionnel malmené lors d'évènements stressants comme une mauvaise nouvelle, un bouleversement familial, une rupture, la peur d'un examen.

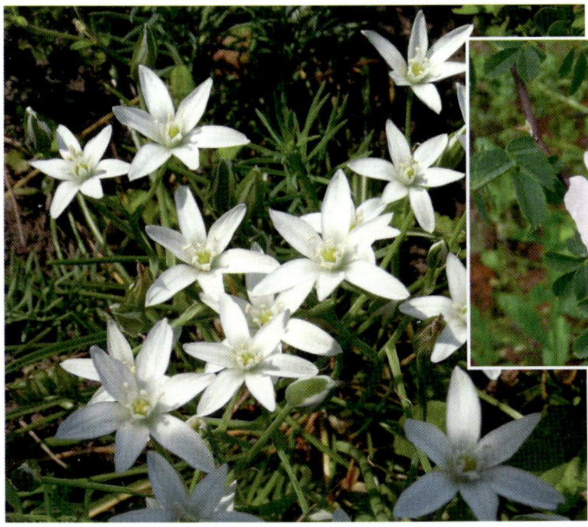

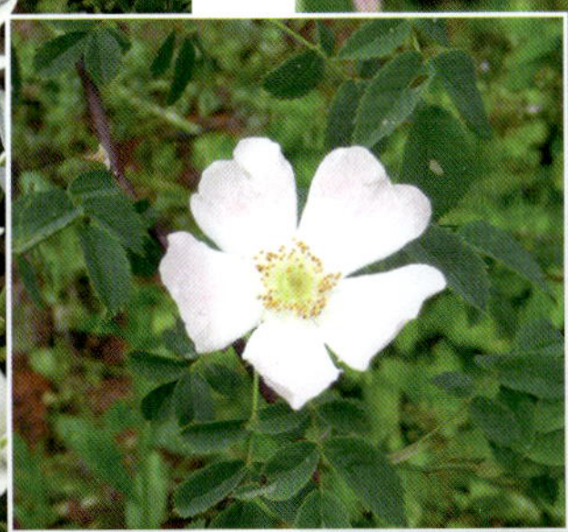

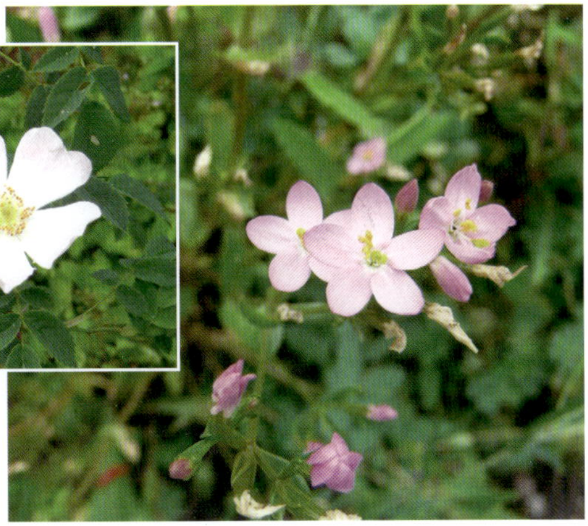

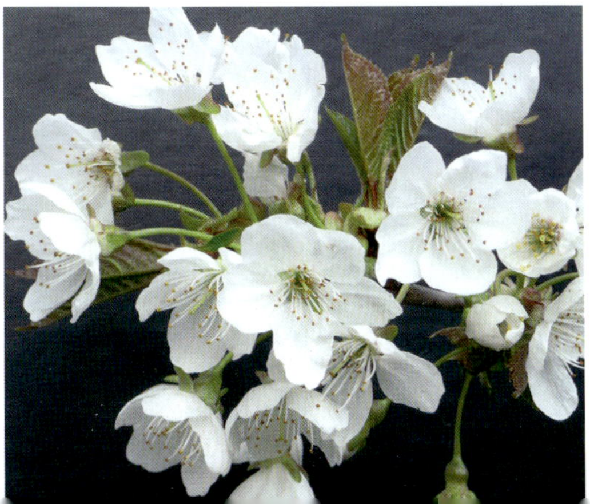

*Star of Bethlehem, l'ornithogale (*Ornithogalum ombellatum*) fait partie des fleurs qui composent le Rescue*

Wild rose (la fleur d'églantier) convient pour redonner de l'enthousiasme

Centaury (la centaurée) convient à ceux qui ne savent pas dire non

Cherry plum (la fleur de cerisier) apaise et permet de garder son sang-froid

Gaulthérie

Description

La gaulthérie couchée (*Gaultheria procumbens*), encore appelée palommier ou *wintergreen*, est un sous-arbrisseau rampant de 15 cm de haut, originaire du Canada, poussant dans les régions humides et froides. Les feuilles persistantes dégagent par froissement une odeur très forte. Les fleurs sont blanches à rose pâle et donnent, d'octobre à mai, des "baies" très aromatiques de couleur rouge écarlate.

Les feuilles constituent la partie médicinale. Elles renferment des tanins et un composé particulier, le monotropitoside. Après macération des rameaux feuillés dans l'eau, ce composé s'hydrolyse et libère le salicylate de méthyle qui est entraîné au cours de la distillation pour l'obtention de l'huile essentielle. Celle-ci est composée à plus de 98 % de salicylate de méthyle !

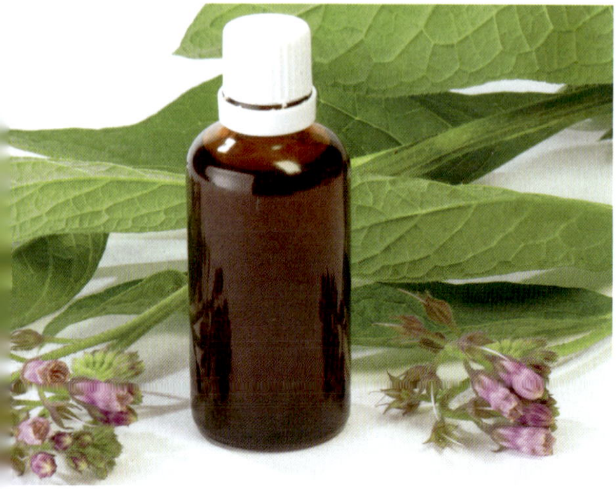

Historique

Guidés par l'observation des correspondances de la nature, les sorciers amérindiens utilisaient la gaulthérie pour soigner la fièvre et les rhumatismes.

En effet, comme cette plante appréciait les milieux humides, les *medecine-men* en avaient conclu qu'elle devait soigner les maladies provoquées par l'humidité ! Beaucoup plus tard, les analyses chimiques ont révélé la présence du salicylate de méthyle (de la famille de l'aspirine).

Les Amérindiens employaient traditionnellement les feuilles en macérations ou en onguents. L'usage de l'huile essentielle est très récent, notamment en Europe.

Quels choix, pour quels produits ?

Cette huile essentielle, de composition simple, est très facile à falsifier avec une huile essentielle reconstituée de salicylate de méthyle de synthèse. Il faut donc être particulièrement attentif à la provenance de cette huile en privilégiant les circuits de distribution bien contrôlés (pharmacies et magasins spécialisés en produits naturels)... Elle est généralement incolore car elle est redistillée après extraction ; sinon, elle est rouge. Son odeur caractéristique ne manque pas de rappeler celle des baumes ou autres lotions pour sportifs.

Il existe, sous l'appellation Wintergreen, une autre huile essentielle : la gaulthérie odorante (*Gaultheria fragantissima*). Cette espèce, originaire du Népal, possède des propriétés assez proches de la gaulthérie couchée.

Modes d'utilisation

Seule la voie locale cutanée est recommandée. La voie orale doit être employée uniquement sous contrôle médical.

Articulations et tendons endoloris, crampes, contractures musculaires, douleurs rhumatismales

Mélangez 2 à 3 gouttes d'huile essentielle de gaulthérie à autant d'huile végétale et appliquez en onctions douces sur les points douloureux, 3 fois par jour. Plus la zone d'application est étendue, plus il faut diluer l'huile essentielle : par exemple 5 gouttes d'huile essentielle pour 1 cuillerée à soupe d'huile de millepertuis (le millepertuis entre en synergie pour calmer la douleur).

Céphalées

La gaulthérie est particulièrement efficace sur les maux de tête d'origine circulatoire ou hépatique. Mélangez 1 goutte d'huile essentielle de gaulthérie avec 2 à 3 gouttes d'huile végétale puis appliquez sur les tempes (attention aux yeux) et/ou le front. À renouveler 1 fois, si besoin.

Variante : pour une action plus forte, ajoutez au mélange précédent 1 goutte d'huile essentielle de menthe poivrée en augmentant un peu la quantité d'huile végétale. Appliquez suivant les mêmes modalités.

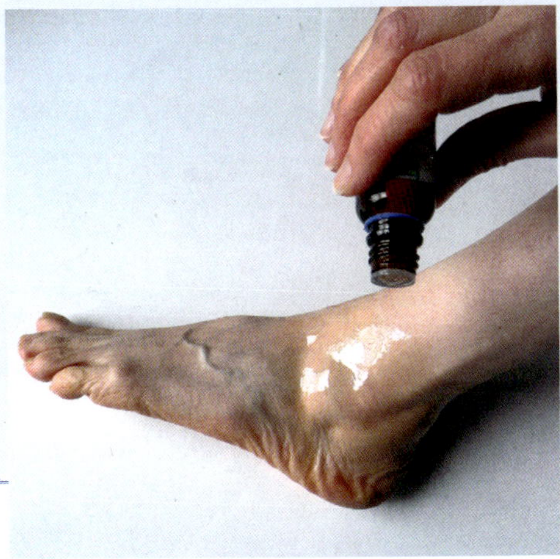

Application d'huile essentielle de gaultherie pour soulager une entorse

Propriétés

Ses propriétés principales sont menées par le salicylate de méthyle dont la structure est proche de l'aspirine. L'huile essentielle de gaulthérie est un remarquable anti-inflammatoire, antispasmodique et antalgique : elle calme les contractures musculaires, les douleurs arthrosiques ou rhumatismales et les spasmes. C'est l'huile essentielle des sportifs par excellence, active aussi bien en préparation qu'après l'effort. Principalement utilisée en usage externe, l'huile essentielle de gaulthérie stimule, par voie orale, le bon fonctionnement hépatique.

Mises en garde

N'utilisez pas cette huile essentielle si vous êtes allergique aux dérivés salicylés.

À l'état pur, elle peut être irritante pour la peau (action révulsive et échauffante). Il faut alors l'utiliser diluée avec une huile végétale calmante (olive).

L'huile essentielle de gaulthérie est déconseillée chez la femme enceinte ou allaitante et aux enfants de moins de 6 ans.

La voie atmosphérique est déconseillée.

Attention : l'huile essentielle de gaulthérie risque de potentialiser l'action des médicaments anticoagulants.

Le saviez-vous ?

Le salicylate de méthyle fait office de "forme retard". En effet, la présence de la fonction méthyle permet une mobilisation du principe actif qui se fait au fur et à mesure des besoins de l'organisme et qui dure dans le temps.

Homéopathie

Définition

L'homéopathie (du grec *homoios*, "semblable" et *pathos*, "souffrance", "maladie") est née en1796 lorsqu'un médecin allemand, Christian Friedrich Samuel Hahnemann, définit cette nouvelle médecine à l'aide de trois principes :

- Le principe de **similitude :** « Tout produit qui, administré à dose forte à un homme en bonne santé, déclenche des troubles déterminés, peut, à dose très faible, faire disparaître ces mêmes troubles chez l'homme malade ».
- Le principe d'**"infinitésimalité" :** la substance utilisée en tant que remède est diluée afin d'être dénuée de toxicité.
- Le principe de **dynamisation :** la substance diluée est secouée pour dynamiser son efficacité.

Un peu d'histoire

Hahnemann est certes le père de l'homéopathie, mais bien d'autres avant lui ont perçu et découvert les articulations de cette thérapeutique. Hippocrate, le premier, enseignait quatre siècles avant notre ère les deux voies possibles de la médecine : *contraria contraris curantur*, "les contraires soignent les contraires" (domaine de l'allopathie) et *similia similibus curantur*, "les semblables soignent les semblables" (domaine de l'homéopathie). Pour d'autres historiens, l'œuvre de Paracelse (1493-1541), par son expérimentation de la "théorie des signatures", a également contribué à l'avènement de la conception d'Hahnemann.

Quelques notions de base

Les différents médicaments homéopathiques

Le nombre de remèdes homéopathiques est très vaste. Ils proviennent des trois règnes : minéral, végétal et animal.

Par exemple, *Cuprum metallicum* est préparé à partir du cuivre, *Allium cepa* à partir de l'oignon et *Apis mellifica* à partir de l'abeille entière.

Les médicaments homéopathiques destinés à l'usage familial se présentent sous forme de teintures mères, de granules ou de doses (les autres formes étant réservées à la prescription médicale).

- La **teinture mère**, ainsi appelée car elle fournit la base à partir de laquelle sont élaborés tous les médicaments homéopathiques issus des végétaux, est réalisée par macération de plantes fraîches dans une solution alcoolique.
- Les **granules** sont des petites sphères de lactose et de saccharose (chacune pesant environ 50 mg). Ils sont délivrés en tubes d'environ 80 granules.
- Les **doses** sont constitués d'environ 1 g de petites sphères (les globules) de lactose et de saccharose (chacune pesant entre 3 et 5 mg). Les granules et les globules sont imprégnés au cœur des sphères (et non plus à l'extérieur), par le remède dilué.

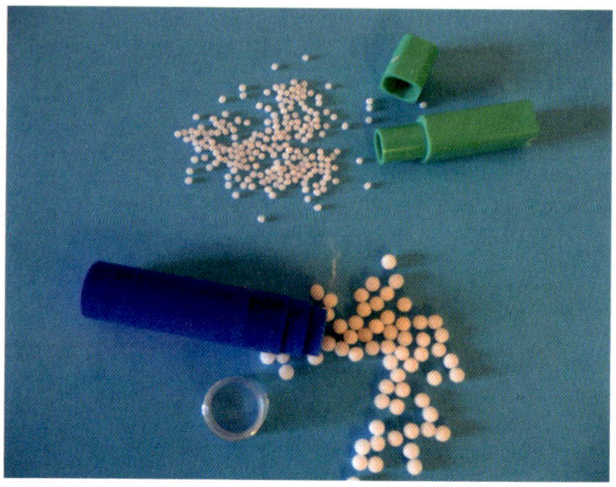

Détail des granules (tubes) et des globules (doses) homéopathiques

Choix du remède

Le choix du remède s'effectue en rapprochant deux observations : d'une part les symptômes du malade et d'autre part les symptômes provoqués par le remède chez un individu sain. Par exemple, l'ipéca est une plante qui fait vomir (lorsqu'elle est ingérée à fortes doses par un individu sain). Tout naturellement, l'ipéca en dilution homéopathique, IPECA 5 CH soignera les nausées et vomissements. Bien sûr, dans le cadre d'une consultation médicale, le médecin homéopathe ne prend pas en compte un seul signe, mais une multitude, en attachant une importance aux modalités d'apparition, comme l'aggravation des symptômes au froid, à la chaleur ou suivant le moment de la journée... Cette approche permet de soigner non pas une maladie mais un individu particulier atteint de cette maladie.

Choix de la dilution

Les dilutions représentent un des temps essentiels de la fabrication des remèdes. À partir de la teinture mère, on dilue de 10 en 10 pour les dilutions décimales (DH) ou de 100 en 100 pour les dilutions centésimales (CH).

Par exemple, ALLIUM CEPA 5 CH est obtenu après 5 dilutions successives au centième, en partant de la solution mère.

Depuis 1993, une autre technique de dilution a fait son apparition. La dilution, appelée korsakovienne (K), met l'accent sur la dynamisation et produit des remèdes à action globale, réservés à la prescription médicale.

En fonction des signes pathologiques, les produits sont prescrits à des dilutions différentes. Le choix de la dilution par le médecin homéopathe tient principalement au niveau de similitude : plus la similitude des symptômes ressentis par la personne malade est grande, plus la personne est "atteinte" dans sa globalité, et plus la dilution du remède doit être élevée. Pour simplifier, concernant les dilutions centésimales :

- Les **basses dilutions** (4 CH, 5 CH) sont choisies pour les symptômes locaux.
- Les **moyennes dilutions** (7 CH, 9 CH) sont choisies pour les symptômes généraux.
- Les **hautes dilutions** (15 CH, 30 CH) sont choisies pour les symptômes psychiques ou chroniques.

Mécanisme d'action de l'homéopathie

Le mode d'action des médicaments homéopathiques n'est pas encore entièrement élucidé. La forte dilution des produits plaide pour une action différente de l'allopathie.

Expérimentalement parlant, le remède homéopathique agit en rééquilibrant les fonctions de l'organisme, en renforçant la capacité de défense naturelle de celui-ci. Tout se passe comme si un message était transmis du principe actif à la cellule réceptrice. La nature exacte de cette information transmise n'est pas encore comprise.

Est-elle d'ordre énergétique, électromagnétique ? Les travaux de recherche du Pr Jacques Benveniste ont bousculé le monde scientifique (selon lui, le phénomène d'action de l'homéopathie s'expliquait, malgré l'infinitésimalité, par l'existence d'un rayonnement de type électromagnétique induit par les remèdes et transmis par l'eau de la dilution), mais ont permis d'ouvrir un immense champ d'exploration !

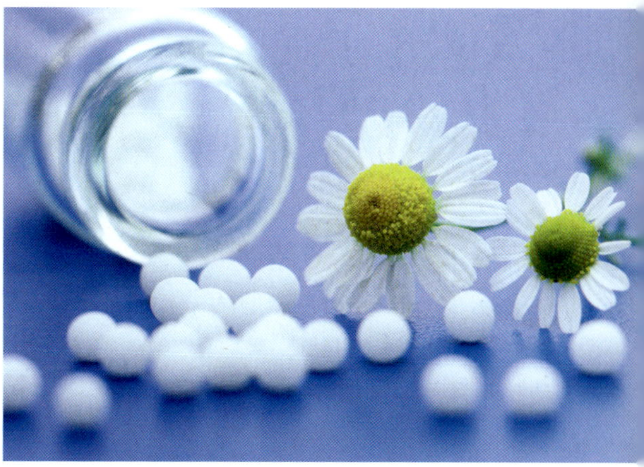

Comment prendre les médicaments homéopathiques ?

Les remèdes homéopathiques doivent être pris à distance des repas (au plus tard 10 minutes avant le repas et au plus tôt 30 minutes après) et absorbés par voie perlinguale (sous la langue). L'idéal est de laisser fondre tranquillement les granules ou la dose. Cette imprégnation permet le passage des principes actifs directement dans la circulation sanguine, sans passer par la barrière digestive, pour une action plus rapide et plus efficace. Pour le bébé, diluez les granules dans un peu d'eau (ou directement dans le lait).

En pratique, dans le cadre d'une utilisation familiale, on se limite le plus souvent aux basses et moyennes dilutions centésimales.

Les **granules** sont pris par 3 ou 4, plusieurs fois par jour, dans le cas de symptômes locaux ou d'affection aiguë, jusqu'à régression des symptômes. Espacez les prises dès que cela va mieux et arrêtez les prises quand les symptômes disparaissent. En effet, en continuant de prendre le médicament, on prend le risque d'entretenir la maladie.

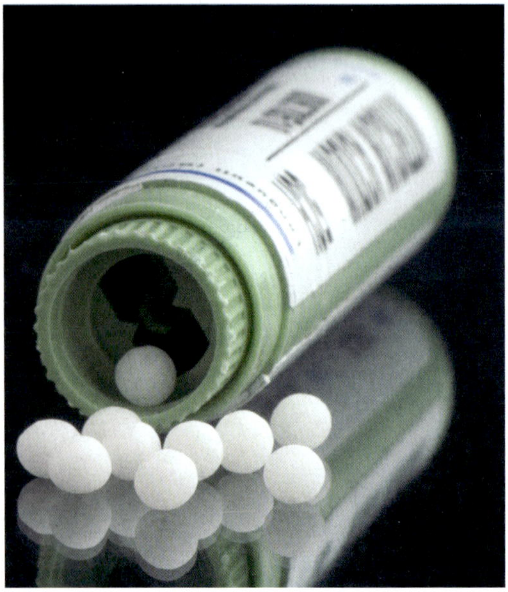

En général, lorsque le remède est bien choisi, les résultats ne se font pas attendre : une amélioration survient dans les 24 ou 48 heures.

Les **doses** conviennent pour des prises uniques ou espacées (traitement de terrain, le plus souvent).

Remarque : une dose peut (par commodité) être remplacée par 10 granules, dans la même dilution.

Précautions à prendre en compte

Les aliments ou substances excitantes ou de goût fort (café, thé, menthe, huiles essentielles…) ne sont pas incompatibles avec l'homéopathie mais doivent être absorbées à distance. Leurs effets sont d'ailleurs variables d'une personne à l'autre.

Les granules peuvent dorénavant être touchés avec les doigts car ils sont maintenant imprégnés de principes actifs au cœur des sphères et non plus à l'extérieur.

Pour ce qui est des pathologies simples, aiguës (rhume, mal de gorge…), si vous n'obtenez pas d'amélioration au-delà de 2 ou 3 jours, plusieurs explications sont possibles : soit le remède choisi n'est pas celui adapté à la situation, soit le remède a été pris trop longtemps, soit enfin il y a risque de passer à côté d'une maladie plus grave. Dans ces trois cas, il faut arrêter le remède et aller consulter !

Conservation des médicaments homéopathiques

Classiquement, on préconise de conserver les médicaments homéopathiques loin de toute source de chaleur. Il est aussi conseillé de ne pas ouvrir les flacons d'huiles essentielles à proximité d'un remède homéopathique (les principes actifs puissants et volatils des huiles essentielles peuvent le rendre inopérant).

Huile d'olive

Description

L'huile d'olive est obtenue à partir des fruits mûrs (les olives passent progressivement du vert au pourpre noirâtre au cours de la maturation) de l'olivier (*Olea europaea*), arbre symbolique d'une longévité exceptionnelle appartenant à la famille des Oléacées.

Après lavage, les olives sont broyées (à la meule ou dans un broyeur) et malaxées pour donner la pâte d'olive. Celle-ci subit ensuite une première pression suivie d'une décantation naturelle ou d'une centrifugation. Suivant le mode opératoire choisi (chauffage, deuxième pression, raffinage, adjonction de colorants..), les huiles obtenues sont de qualités très inégales. L'huile d'olive naturelle est de couleur ambrée, dégage un parfum aromatique et possède un goût délicat.

L'huile d'olive est riche en acides gras insaturés (AGI) : acide linoléique (3 à 20 %) et surtout acide oléique (55 à 85 %) dont les pourcentages varient en fonction de l'origine géographique. Elle contient également des vitamines (A et E) qui la protègent contre l'oxydation.

Historique

L'olivier fait partie, avec le blé et le vin, d'une triade mythique et légendaire. Dans tout le Bassin méditerranéen, il est l'arbre civilisateur par excel-

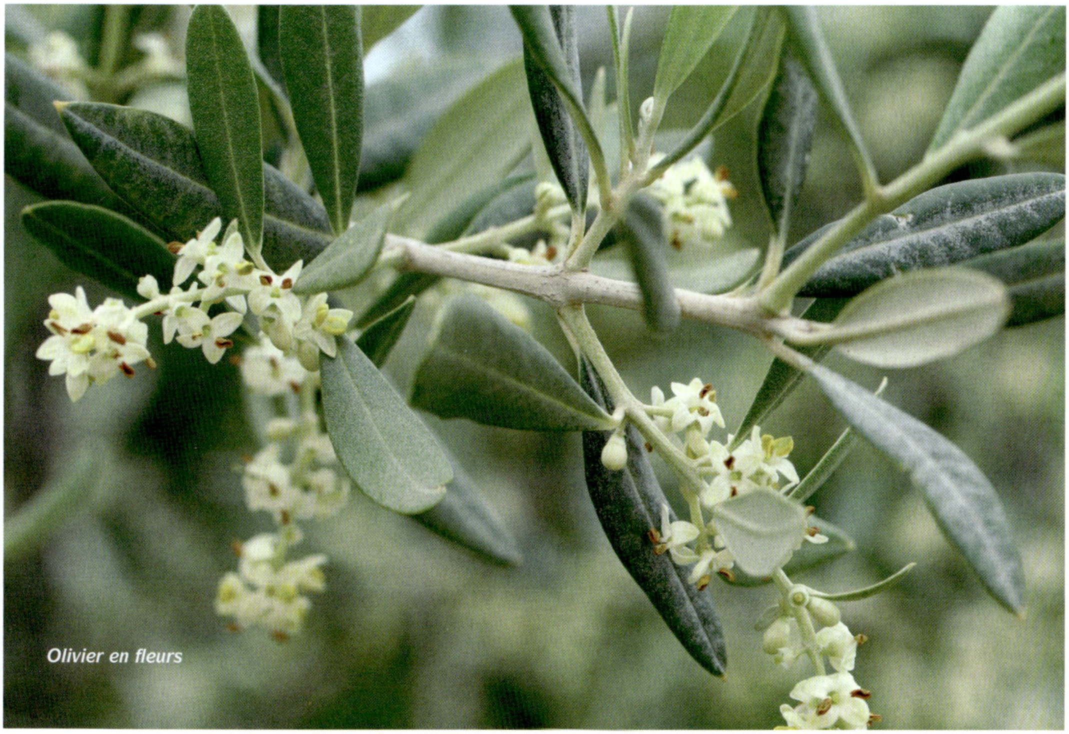

Olivier en fleurs

lence, depuis les Égyptiens, les Chaldéens, les Phéniciens... jusqu'aux Romains. Emblème de la sagesse, de l'abondance et de la paix, il est aussi celui du retour à la vie : c'est un rameau d'olivier qu'une colombe apporte à Noé à la fin du Déluge. L'olivier est un des premiers arbres cultivés par les hommes et son huile est porteuse d'un double symbole de force vitale et de lumière. Alimentaire, cosmétique, moyen d'éclairage, mais aussi huile sacrée, l'huile d'olive fut très tôt l'objet d'un intense commerce florissant, dépassant largement les rives de la Méditerranée. Au fil du temps, elle révèle ses propriétés thérapeutiques. Ces dernières années, la mise en avant des vertus du régime crétois (ou méditerranéen) la propulse au premier rang des lipides bons pour la santé.

Quels choix, pour quels produits ?

L'authentique huile d'olive se caractérise par l'appellation "huile d'olive vierge extra, de première pression à froid". Elle répond à plusieurs critères : pas de manipulations chimiques ou thermiques, pas de raffinage, pas d'additifs ! Préférez, dans la mesure du possible, les huiles issues de la culture biologique et conditionnées dans une bouteille en verre (pollution par les oestrogènes de synthèse du plastique), opaque (protection vis-à-vis de la lumière).

Attention aux qualificatifs ambigus comme celui de "huile d'olive 100 % pure" qui signifie seulement que l'huile est produite exclusivement à partir d'olives sans présager de sa qualité (le plus souvent un mélange d'huile raffinée et d'huile pressée à froid).

Propriétés

L'huile d'olive peut être considérée comme un aliment remède. Elle est une des meilleures huiles de table à exploiter chaque jour, crue ou cuite, pour son action protectrice du cœur et des artères. Cependant, elle n'apporte pas d'acides gras oméga-3. Il faut compléter les apports par d'autres huiles : colza, cameline, lin, noix, huiles de poissons...

Consommée régulièrement, l'huile d'olive abaisse le taux de LDL (le mauvais cholestérol) et augmente celui du HDL (le bon cholestérol), grâce à l'action conjuguée des AGI et de la vitamine E anti-oxydante. En stimulant la production de la bile, l'huile d'olive assure également une bonne digestion et un meilleur transit.

Par voie externe, l'huile d'olive est appréciée depuis l'Antiquité pour ses bienfaits : en restaurant le film protecteur hydrolipidique de la peau, elle adoucit, nourrit, assouplit et prévient le vieillissement de celle-ci tout en s'opposant à la déperdition thermique.

L'huile d'olive est une des rares huiles à pouvoir être exposée au soleil sans être dégradée (elle rancit difficilement) et c'est pour cela qu'elle est choisie de préférence pour des macérations de plantes (huile de millepertuis, calendula...).

Le saviez-vous ?

Jadis, dans les campagnes, on faisait boire le plus vite possible 1 verre d'huile d'olive à la personne mordue par une vipère, en attendant le médecin.

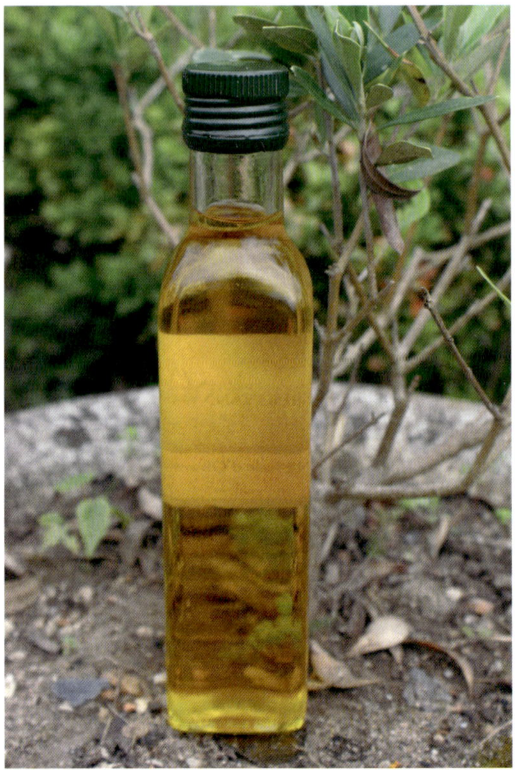

Modes d'utilisation

Usage interne

Constipation

Prenez 1 cuillerée à soupe d'huile d'olive le matin, de préférence à jeun, avec quelques gouttes de citron pour l'avaler plus facilement.

Constipation rebelle

Mélangez 250 ml d'huile d'olive avec 1/2 litre d'eau tiède (agitez bien pour émulsionner car l'eau et l'huile ne sont pas miscibles) et administrez à l'aide d'une poire à lavement.

Ingestion accidentelle d'huile essentielle

Voir la trousse "premiers soins" page 91.

Usage externe

Prévention du rhume des foins

Voir la trousse "campagne" page 102.

Nettoyage et protection des fesses du nourrisson

Mélangez à part égale huile d'olive et eau de chaux en agitant énergiquement avant chaque utilisation pour reconstituer l'émulsion. Cette préparation connue sous l'appellation "liniment oléocalcaire" (disponible en pharmacie) est employée avec succès à chaque change du nourrisson en prévention des irritations.

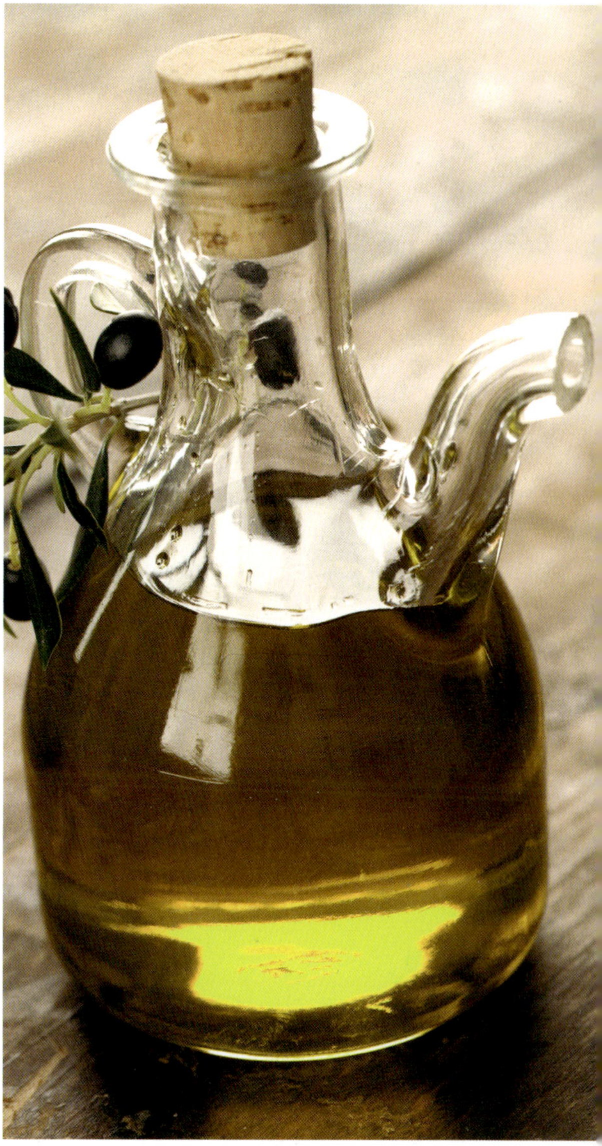

Lavande

Description

Emblème de la Provence et du soleil, si connue que son nom est devenue une couleur, la lavande officinale ou lavande vraie (*Lavandula officinalis*), originaire des Alpes-Maritimes (à partir de 900 m d'altitude) est un sous-arbrisseau couvrant de grandes surfaces sur sol sec, caillouteux et bien ensoleillé. Les fleurs "bleu lavande" groupées en "épi" au sommet des tiges, fournissent, après distillation, une huile essentielle exceptionnelle.

Celle-ci est caractérisée par la présence de linalol (alcool monoterpénique) et d'acétate de linalyle (ester) dont les proportions varient en fonction du climat, de la nature du sol...

Historique

Le mot *lavandula* se serait formé au Moyen Âge, à partir du latin *lavare*, signifiant "laver", sans doute en référence à l'emploi de cette plante par les Anciens pour aromatiser les bains et les eaux de toilette. Les pouvoirs désinfectants de la lavande étaient reconnus. Sainte Hildegarde (XIIe siècle) la préconisait déjà comme "anti-poux" mais aussi en fumigation pour obtenir "une connaissance pure". Sans oublier les armoires embaumées de nos grand-mères, parsemées de petits sachets de lavande destinés à chasser les mites ! Au début du XXe siècle, le chimiste parfumeur R.-M. Gattefossé, se brûlant gravement les

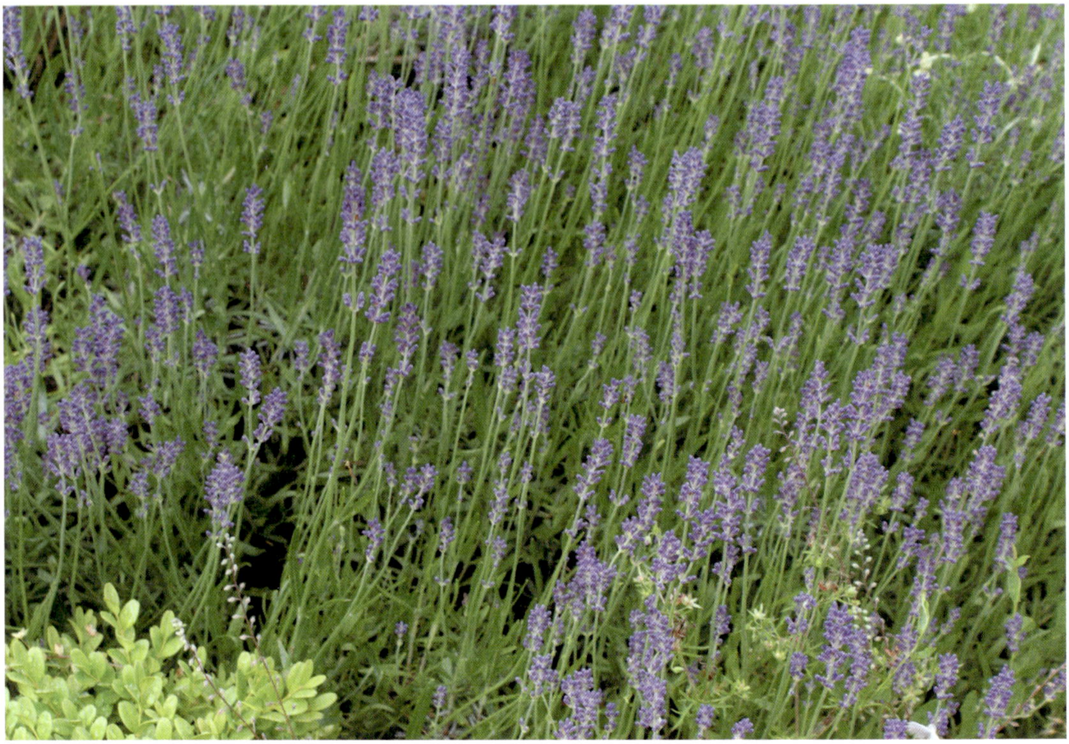

Massif de lavande officinale en fleurs

mains au cours d'une manipulation dans son laboratoire, eut le réflexe instinctif de les tremper dans un récipient rempli d'huile essentielle de lavande. Les brûlures guérirent parfaitement et cet incident eut le mérite de remettre au goût du jour ce qu'il nomma l'aromathérapie !

Quels choix, pour quels produits ?

Si la lavande pousse dans votre jardin, le mieux est de récolter les sommités fleuries en début de floraison, lorsque l'intensité du parfum est maximale. L'achat de l'huile essentielle mérite une attention particulière car sous le nom de genre *Lavandula* se regroupent plusieurs espèces caractérisées par des applications et des toxicités différentes. Vérifiez le nom latin inscrit sur le flacon : *Lavandula vera, Lavandula angustifolia* ou *Lavandula officinalis* représentent la même plante.

Info +

Parmi les huiles essentielles des autres espèces de lavandes disponibles dans les circuits de distribution, citons :

- La **lavande aspic** (*Lavandula latifolia* ou *Lavandula spica*) : elle porte le nom de la vipère dont elle soignait, jadis, les morsures. Son usage est exclusivement destiné à la voie externe car elle contient du camphre.
- La **lavande stoechade** (*Lavandula stoechas*) : encore appelée lavande papillon, elle fournit une huile essentielle beaucoup trop riche en cétones (neurotoxiques et abortives) pour faire partie de la pharmacie familiale.
- Le **lavandin** (*Lavandula hybrida*) : comme son nom l'indique, c'est une lavande hybride (entre *Lavandula vera* et *Lavandula spica*). Son huile essentielle renferme du camphre. Efficace contre les contractures musculaires, son usage est principalement externe.

Propriétés

La lavande officinale fait partie des plantes polyvalentes dont on ne peut se passer. Son huile essentielle, véritable fleuron de l'aromathérapie reste la plus connue et la plus utilisée des huiles essentielles.

Les propriétés sédatives et antispasmodiques de la lavande procurent un effet calmant et apaisant sur tous les troubles d'origine nerveuse mais aussi sur la douleur (contractures et crampes) ou l'hypertension artérielle. Son activité antiseptique et anti-inflammatoire justifie d'autant mieux son emploi dans les infections des voies respiratoires qu'elle décongestionne et favorise la dilatation des bronches.

En pratique, l'huile essentielle de lavande officinale est choisie pour soulager les troubles nerveux et respiratoires, tandis que celle de la lavande aspic montre une performance accrue sur la cicatrisation, la régénération cutanée et l'action anti-venimeuse.

Mises en garde

À doses très élevées, l'huile essentielle de lavande provoque excitation, tachycardie et hallucinations.

L'huile essentielle de lavande peut accentuer les effets des médicaments ou des autres plantes agissant sur le système nerveux central.

L'huile essentielle de lavande aspic s'utilise avec précaution chez la femme enceinte ou allaitante et l'enfant de moins de 3 ans.

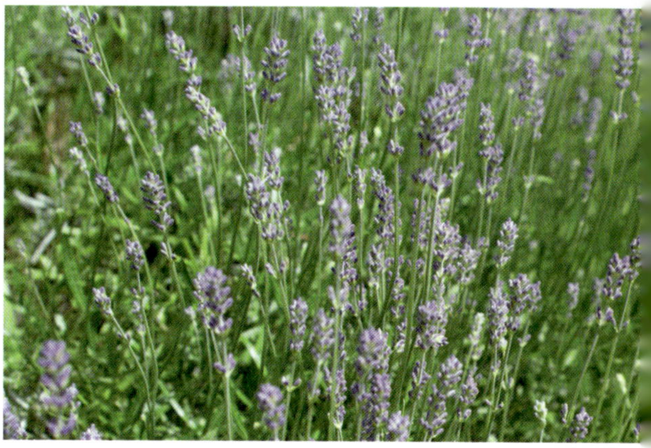

Lavande officinale ou lavande vraie

Modes d'utilisation

Usage interne

Mode préparatoire de la tisane

Versez 150 ml d'eau bouillante sur 1 petite cuillerée à café de fleurs de lavande **officinale/vraie**. Couvrez, laissez infuser 10 minutes puis filtrez avant de boire. Cette infusion au goût très agréable agit aussi bien chez les adultes que chez les enfants, en se gardant toutefois d'augmenter les doses : l'effet calmant s'inverse et la lavande devient excitante !

Contre tous les troubles d'origine nerveuse (anxiété, irritabilité, nervosité, nausées, spasmes digestifs, migraines, palpitations...)

Buvez 1 tasse d'infusion 2 à 3 fois par jour, en dehors des repas.

Gêne respiratoire, asthme, bronchite

Pour améliorer la dilatation bronchique et en accompagnement d'un traitement spécifique, buvez 1 tasse d'infusion de lavande, 2 à 3 fois par jour, en dehors des repas.

Usage externe

La voie externe représente la voie d'administration privilégiée pour l'huile essentielle de lavande **officinale/vraie** qui est une des rares huiles essentielles à manifester une tolérance cutanée exceptionnelle. Dans toutes les indications décrites ci-dessous, les gouttes d'huile essentielle seront, sauf indication contraire, diluées au préalable dans une huile végétale appropriée (olive, macadamia, amande douce, rose musquée...). Cette manipulation supplémentaire permet d'une part d'éviter les surdosages inutiles (les gouttes tombent parfois très vite des flacons) et d'autre part, favorise un massage plus long, source de bien-être !

Agitation, anxiété, insomnie, nervosité, stress

Diluez 3 à 4 gouttes HE de lavande **vraie** dans 1 petite cuillerée à café d'huile végétale puis appliquez le mélange sur la face interne des poignets, le plexus solaire et/ou la voûte plantaire. Renouvelez 1 fois en cas de besoin. Prévoyez 1/3 de dose ou 1/2 dose pour les enfants à partir de 3 ans. **Variante :** le mélange peut aussi s'appliquer le long de la colonne vertébrale. Dans ce cas, diluez les gouttes d'huile essentielle dans une quantité plus importante d'huile végétale, pour permettre un massage de détente plus long (avant l'endormissement, par exemple).

Bain relaxant

Prévoyez de 20 g à 100 g de fleurs de lavande **officinale/vraie** pour un bain adulte (selon la quantité d'eau). Mettez les fleurs dans 2 litres d'eau et portez à l'ébullition. Couvrez, laissez frémir 5 minutes puis retirez du feu en laissant infuser 15 minutes. Filtrez et versez la décoction dans l'eau du bain. Durée du bain : 15 à 20 minutes. **Variante :** dispersez 20 gouttes d'huile essentielle de lavande vraie dans un solubilisant spécifique pour bain puis versez l'ensemble dans l'eau du bain.

Brûlures du premier et second degré

Voir la trousse familiale "premiers soins" page 89.

Maux de tête

Massez, suivant l'endroit de la zone douloureuse, le haut des tempes (attention aux yeux !), le front ou la nuque avec 2 gouttes HE de lavande vraie, à renouveler 1 fois, si besoin. **Variante :** mélangez 2 gouttes HE de lavande **vraie** avec 1 goutte HE de menthe poivrée et 1 goutte HE de gaulthérie. Appliquez 2 gouttes de ce mélange sur le haut de chaque tempe.

Piqûres d'insectes (guêpe, moustique) et de méduse

Appliquez immédiatement (après avoir enlevé le dard, si nécessaire) 1 à 2 gouttes d'HE de lavande **aspic**, à renouveler 3 à 4 fois dans la 1/2 heure qui suit. Le résultat est souvent spectaculaire !

Prévention des poux

Vous pouvez élaborer un vinaigre de lavande en ajoutant 5 ml d'huile essentielle de lavande **vraie** dans 250 ml de vinaigre blanc. Utilisé pur, ce vinaigre de lavande sert de friction du cuir chevelu, 1 matin sur 2, durant la période à risque. Utilisé dilué, à raison de 3 cuillerées à soupe pour 1 litre d'eau tiède, ce sera la dernière eau de rinçage des shampooings.

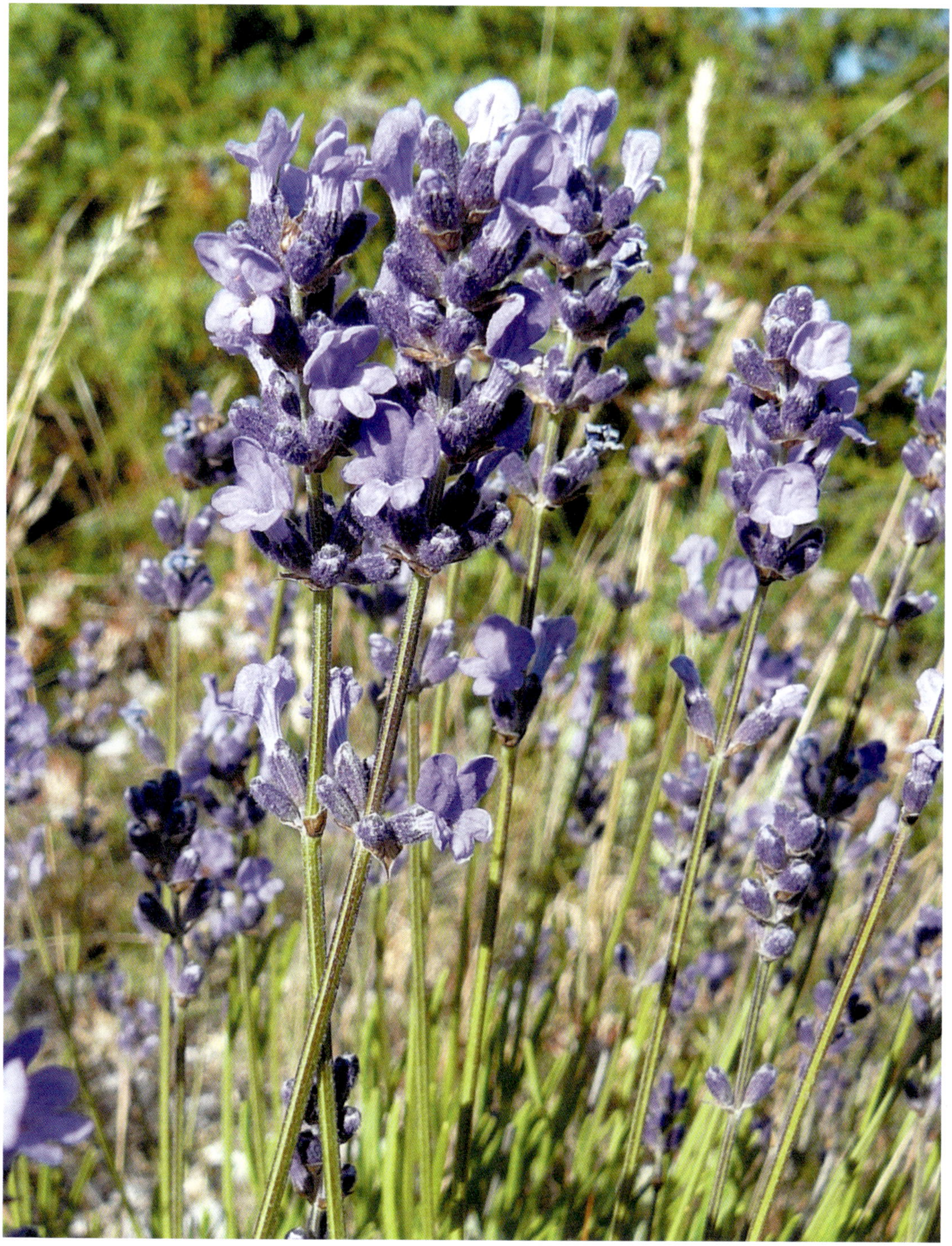

Détail des fleurs de lavande officinale ou lavande vraie (Lavandula officinalis)

Menthe poivrée

Description

La menthe poivrée (*Mentha piperita*) est issue du croisement de la menthe aquatique et de la menthe verte. Plante vivace de 50 à 80 cm de hauteur, elle possède des feuilles lancéolées, pointues et dentées. Les fleurs blanc violet sont groupées en faux épis terminaux. La plante dégage une odeur caractéristique et possède une saveur aromatique qui laisse une impression de fraîcheur. L'**huile essentielle** que l'on extrait des **sommités fleuries** est riche en menthol (plus de 40 %) et en menthone.

Historique

Les menthes sont mentionnées dans toutes les anciennes listes de plantes du Moyen Âge, puisque certaines étaient cultivées dans les jardins des couvents. Les propriétés médicinales exploitées au fil des siècles et des civilisations (chinoise, gréco-romaine, arabe...) ont offert à la menthe son statut de panacée. Elles étaient connues pour "aider à la conception et rendre fécondes les femmes qui sont stériles". La menthe poivrée n'est connue avec certitude que depuis la fin du XVIIe siècle en Angleterre où elle fut cultivée à Mitcham, dans le Surrey.

Quels choix, pour quels produits ?

En France, la menthe poivrée de Milly-la-Forêt fait partie des bons "crus" comme celle de Chemillé, en Maine-et-Loire. Préférez l'huile essentielle (bio) de menthe poivrée originaire de France (elle est de meilleure qualité) plutôt que celle venant des États-Unis ou d'Inde.

Propriétés

La menthe est, avec le tilleul et la verveine, une des tisanes reines des fins de repas. Son activité digestive s'accomplit à plusieurs niveaux : elle facilite la digestion, calme les nausées et les spasmes, stimule la sécrétion de la bile et la fonction hépatique, lutte contre les gaz intestinaux. Tonique ou calmante (suivant les doses), elle diminue les sécrétions bronchiques et possède des propriétés antiseptiques polyvalentes (antibactérienne et antivirale).

Malgré sa toxicité potentielle, l'huile essentielle de menthe poivrée ne saurait être exclue de la pharmacie naturelle. Car si elle est capable du pire, elle sait aussi offrir le meilleur d'elle-même : c'est l'huile essentielle de l'urgence ! Douée de propriétés antalgiques et anesthésiantes remarquables, elle est d'un grand secours dans les situations critiques (doigts écrasés, douleurs...). Cette action sur la douleur résulte de la conjonction des propriétés anti-inflammatoire et décongestionnante avec l'effet "froid" analgésique provoqué par le menthol.

Mises en garde

L'infusion de menthe ne présente pas d'effets indésirables dans les conditions normales d'utilisations. Mais, de tonique elle devient excitante puis dépressive si l'on augmente les doses de façon inconsidérée.

À doses dépassées, la toxicité de l'huile essentielle de menthe poivrée est bien réelle. Elle présente deux facettes. D'une part, une toxicité cérébrale et une activité abortive potentielle ; d'autre part, une action étouffante (spasme de la glotte) qui peut entraîner la mort par asphyxie (lors d'ingestion accidentelle par un enfant).

Le saviez-vous ?

En cas de longs trajets en voiture, il est astucieux de placer près du ventilateur un mouchoir en papier préalablement imprégné avec quelques gouttes d'huile essentielle de menthe poivrée : les principes actifs volatils stimulent la vigilance et aident à rester éveillé !

Modes d'utilisation

Usage interne

Sous forme de **tisane**, la menthe est très efficace et d'un emploi sûr.

L'**huile essentielle** de menthe poivrée est, quant à elle, d'un maniement plus délicat : son goût très fortement rafraîchissant et anesthésiant peut gêner certaines personnes et réserve son emploi strictement à l'adulte.

Les personnes sensibles dilueront systématiquement l'huile essentielle dans une plus grande quantité d'excipient (miel, huile d'olive, solubilisant "spécial huiles essentielles").

Mode préparatoire de l'infusion de menthe

Versez environ 150 ml d'eau bouillante sur 1 à 2 cuillerées à café rases de feuilles de menthe. Couvrez et laissez infuser 10 minutes. Filtrez avant de boire.

Nausées, vomissements

Buvez 3 tasses par jour (en fractionnant les prises par 1/2 tasse si besoin), en dehors des repas.

Mal des transports

Voir la trousse familiale "voyage lointain" page 102.

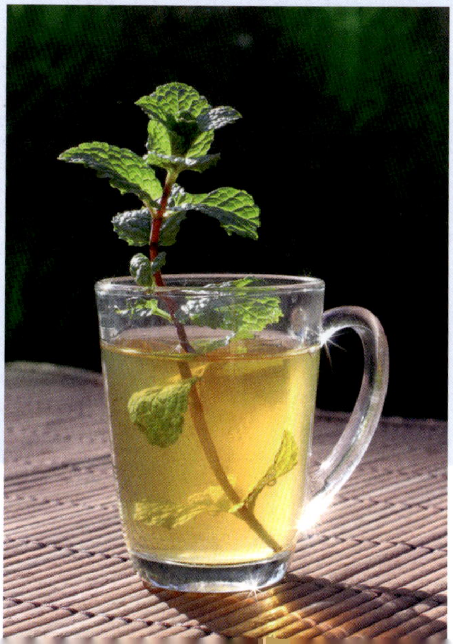

Haleine fraîche

Mâchez 2 ou 3 feuilles de menthe fraîche. À défaut, déposez 1 goutte (une seule !) d'huile essentielle de menthe poivrée sur 1/2 morceau de sucre à sucer.

Usage externe

L'effet froid anesthésiant de l'huile essentielle de menthe poivrée est intense et, pour cette raison, elle ne doit jamais s'appliquer sur une surface étendue.

Situations d'urgence, traumatismes (doigt coincé, choc, douleur, névralgie, entorse...)

Voir la trousse familiale "premiers soins" page 90.

Évanouissement, malaises

Voir la trousse "premiers soins" page 91.

Migraines

Appliquez sur le haut des tempes (attention aux yeux !) et/ou sur le front 1 goutte d'huile essentielle de menthe poivrée (toujours diluée dans une huile végétale si vous avez la peau sensible). À renouveler une fois en cas de besoin.

Démangeaisons, urticaire, douleurs de zona, du bouton d'herpès...

Ajoutez à la crème de votre traitement 1 à 2 gouttes d'huile essentielle de menthe poivrée pour un effet apaisant immédiat.

Pieds douloureux

Prenez le temps d'un bain de pieds chaud. Celui-ci soulage les pieds endoloris (d'avoir trop marché) et/ou vous redonnera le tonus nécessaire pour sortir le soir ! Versez 1 litre d'eau bouillante sur 1 belle poignée de feuilles de menthe (fraîches ou sèches). Laissez infuser 10 minutes. Filtrez puis versez l'infusion dans la bassine en rajoutant la quantité d'eau chaude nécessaire pour bien recouvrir les pieds. Durée du bain : 10 minutes.

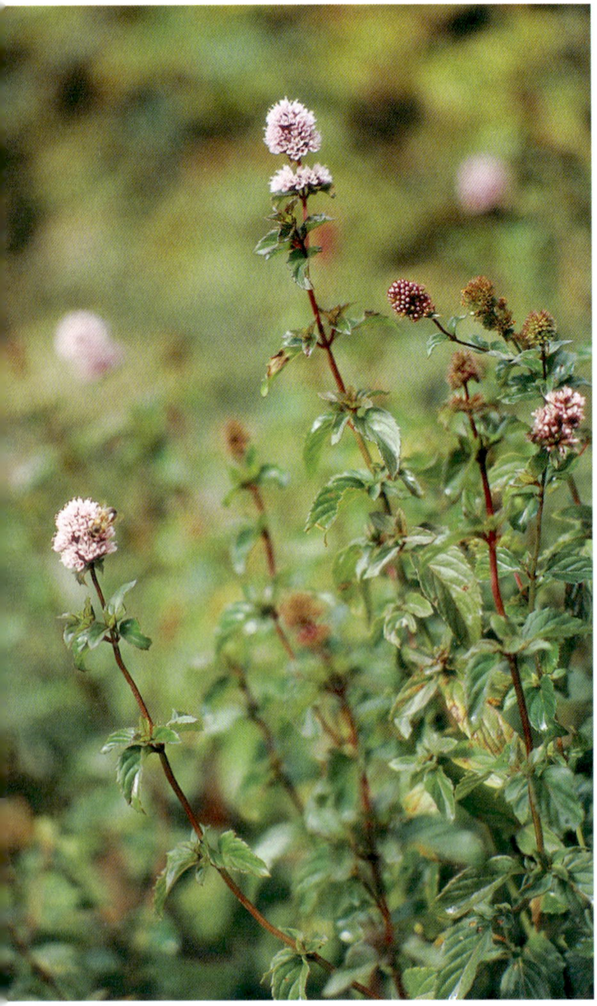

Pour profiter des bienfaits de l'huile essentielle de menthe poivrée sans risques, il est impératif de suivre les consignes suivantes :

- L'huile essentielle de menthe poivrée est contre-indiquée pendant la grossesse et l'allaitement, et chez l'enfant de moins de 6 ans ou la personne âgée (sauf en usage externe pour les doigts "écrasés").
- Par voie orale, ne prenez jamais de l'huile essentielle de menthe poivrée pure, sans l'aide d'un support (miel, sucre, comprimé neutre...), au risque d'étouffer !
- Attention à l'application sur les tempes : les vapeurs d'huile essentielle de menthe poivrée sont agressives pour les yeux ; les yeux piquent et pleurent !
- N'employez pas l'huile essentielle de menthe poivrée en inhalation chez l'enfant de moins de 12 ans.
- L'huile essentielle de menthe poivrée ne doit jamais être étendue sur de grandes surfaces cutanées sous peine de provoquer une réaction glacée généralisée, dangereuse pour la santé.

Menthe poivrée en fleurs

Miel

« Si l'abeille devait disparaître de la surface du globe, l'humanité n'aurait plus que quelques années à vivre. »
Albert Einstein

Description

Le miel, du latin *mel*, est une substance sirupeuse et sucrée de couleur plus ou moins ambrée fabriquée par les abeilles. Celles-ci récoltent le nectar des fleurs ainsi que le miellat sécrété par les pucerons. Ces différentes matières sucrées, après avoir été absorbées et transformées dans l'estomac des abeilles, sont ensuite régurgitées dans les alvéoles de cire dont l'ensemble constitue les rayons de miel.

Le miel extrait au sortir de la centrifugeuse est fluide. Au fil du temps, avec la baisse de la température, il cristallise naturellement en durcissant, sauf le miel d'acacia qui reste toujours liquide.

Le miel est un produit complexe, véritable concentré nutritif et énergétique : glucose, fructose, des minéraux, des vitamines (B1, B2, B3, B5, B6, B9, C...), ainsi qu'une multitude de composants vitaux (acide formique, des enzymes, du pollen, des substances bactéricides...).

Historique

Le miel est apprécié des hommes depuis l'âge de Pierre. Certains textes Anciens prouvent l'utilisation de ses effets curatifs. Les Égyptiens anciens s'en servaient contre les piqûres de scorpion. Durant la Première Guerre mondiale, le miel permettait l'accélération de la cicatrisation des plaies des soldats. Ainsi, au fil des siècles, il s'est auréolé de vertus médicinales inestimables vis-à-vis des plaies ou autres problèmes cutanés et comme aliment de convalescence. Il était parallèlement employé comme excipient dans la fabrication des médicaments et comme édulcorant de prestige jusqu'à l'apparition du sucre industriel.

Quels choix, pour quels produits ?

Les apiculteurs doivent respecter une réglementation stricte, en particulier dans le domaine des traitements thermiques pour refluidifier le miel cristallisé (ceux-ci peuvent altérer la qualité du miel). Bien lire les étiquettes permet de savoir ce que l'on achète !

Les miels issus d'une seule variété de plantes sont les plus prisés (lavande, romarin, tilleul, sapin, trèfle, eucalyptus...). Les miels sans origine précise sont dits "miels toutes fleurs". Le miel dit "d'appellation" est souvent le garant d'une qualité supérieure. Enfin, le choix du label "bio" ou "sauvage" contribue à la valeur qualitative du produit.

Propriétés

Le miel est avant tout un aliment. La composition originale du miel lui confère une haute valeur nutritionnelle. Ses sucres, à index glycémique élevé, pénètrent vite et massivement dans l'organisme avec une action énergisante rapide. Si cela n'est bien sûr pas indiqué pour le diabétique, le miel est en revanche d'un grand intérêt pour le sportif ou plus simplement, pour les petits et grands, comme tonifiant naturel.

Par ailleurs, le miel a des vertus émollientes, adoucissantes, antiseptiques, cicatrisantes. C'est un laxatif doux.

Enfin n'oublions pas que nous retrouverons les propriétés des plantes dans les miels unifloraux. Par exemple, en complément d'un traitement de cystite pensez au miel de bruyère ; pour une insomnie, au miel de tilleul ou de lavande dans l'infusion du soir...

Remarques

• À quantités égales, le miel fait moins grossir que le sucre blanc qu'il peut remplacer systématiquement (l'organisme en profitera pour récupérer les autres constituants essentiels). Il faut dans ce cas mettre moins de miel que de sucre (100 g de miel contre 150 g de sucre) car le miel possède un pouvoir sucrant supérieur.

• Lorsque vous sucrez vos tisanes avec du miel, veillez à ce que l'eau ne soit pas trop chaude car le miel perdrait alors ses propriétés.

Le saviez-vous ?

On améliore parfois le rhume des foins en consommant préventivement (plusieurs mois avant la période allergique) du miel élaboré justement à partir de la fleur dont le pollen engendre notre allergie. Cela ne coûte rien d'essayer.

Modes d'utilisation

Usage interne

Le miel est souvent choisi comme support de prise des huiles essentielles car il permet un mélange homogène avec celles-ci tout en atténuant leur goût fort prononcé. Mais avant tout, le miel est un adjuvant idéal pour sucrer et renforcer l'action des tisanes, des grogs, ou autres préparations liquides.

Difficulté d'endormissement (enfants)

Préparez un lait chaud sucré au miel de lavande (ou d'oranger) avec 1 cuillerée à café de miel pour 1/2 tasse de lait. À boire 1/2 heure avant le coucher.

Refroidissements, rhumes, maux de gorge, grippe, toux

Sucrez les tisanes, le grog ou simplement 1 tasse d'eau chaude citronnée avec de préférence le miel de plantes antiseptiques ou anti-inflammatoires comme le thym, la lavande, l'eucalyptus, le niaouli, le sapin...

Constipation des enfants

Voir la trousse "enfants" page 110.

Usage externe

Enrouement ou maux de gorge

La gorge s'adoucit grâce à un gargarisme au miel. Versez 250 ml d'eau chaude (mais non bouillante) sur 2 cuillerées à soupe de miel (de lavande ou thym) en mélangeant bien. Couvrez et laissez tiédir. Faites plusieurs gargarismes par jour avec cette solution (ajoutez 1 cuillerée à soupe de jus de citron pour une efficacité accrue).

Désinfection des plaies

Voir la trousse "premiers soins" page 88.

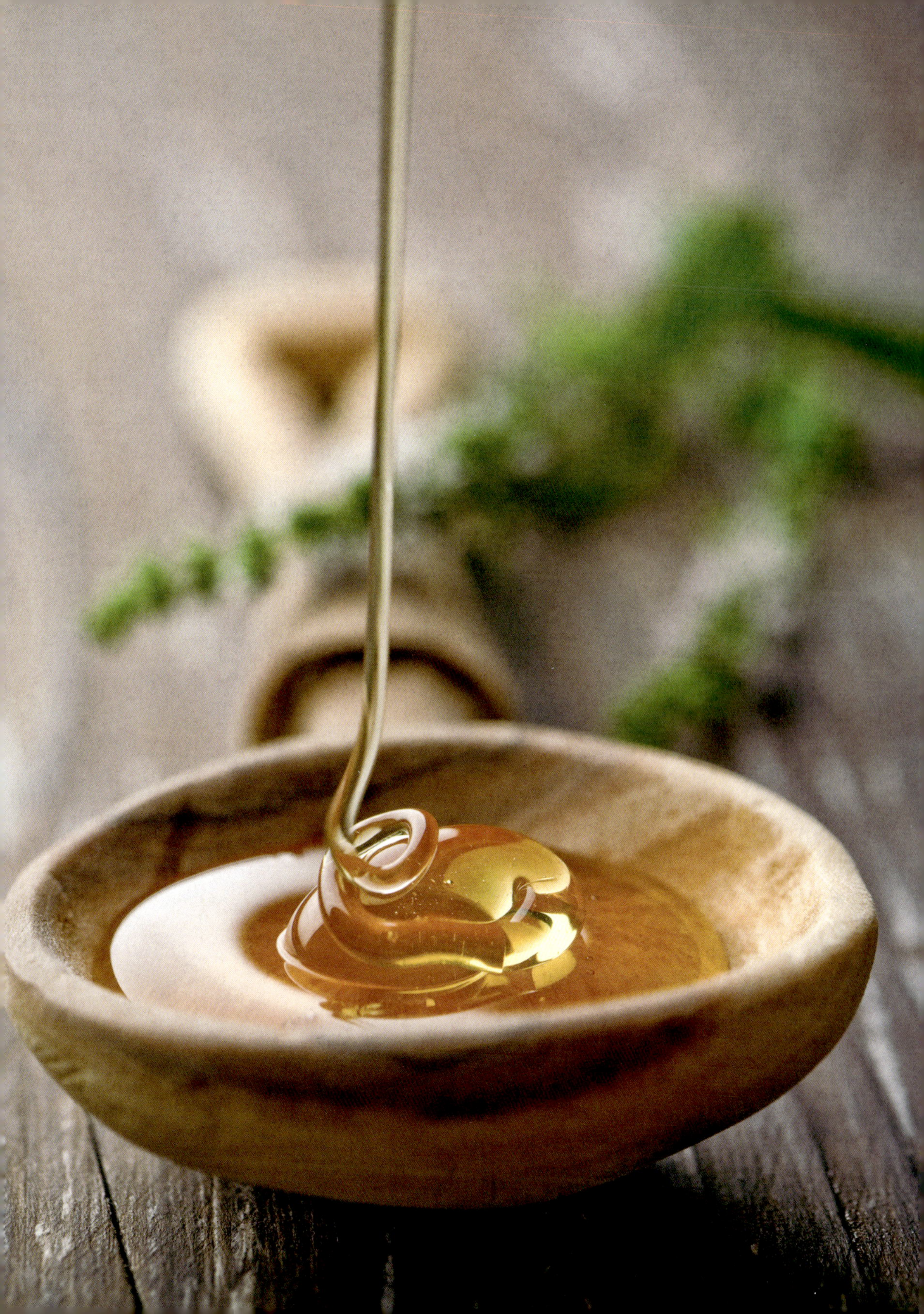

Radis noir

Description

Le radis noir (*Raphanus sativus* var. *niger*) est un légume bien connu des étals de nos marchés hivernaux. Cette racine volumineuse (jusqu'à 50 cm de long), à chair blanche recouverte d'une enveloppe noire est aussi appelée le "raifort des Parisiens". La composition originale du radis noir lui confère son odeur et sa saveur piquante. Riche en soufre et dérivés soufrés (les glucosinolates), il contient aussi de nombreux sels minéraux, oligo-éléments et des vitamines, principalement B et C.

Historique

Radis vient du latin *radix* qui signifie "racine". Si l'on ne connaît pas précisément son origine, on sait en revanche que la culture du radis noir est très ancienne : les ouvriers qui construisaient les pyramides d'Égypte en mangeaient (avec l'ail et l'oignon). Il faisait partie des plantes cultivées au Moyen Âge. Il est aujourd'hui présent dans les potagers sous tous les climats.

Quels choix, pour quels produits ?

Le radis noir se consomme cru, râpé ou coupé en fines rondelles. On extrait facilement le jus de radis noir avec une centrifugeuse. À défaut, vous pouvez le trouver en ampoules buvables sous différentes marques en pharmacie ou magasins de produits diététiques.

Propriétés

Traditionnellement, on connaît depuis longtemps, dans les campagnes, les vertus du radis noir sur le système digestif et en particulier son action bénéfique sur la régularisation de la fonction biliaire : il augmente la sécrétion et l'évacuation de la bile. Le docteur Valnet (1920-1995) prescrivait avec succès le radis noir pour expulser les "sables" ou les "boues" des vésicules encombrées. En même temps, une répercussion favorable s'exerce sur l'intestin avec un effet laxatif doux. Récemment, des études ont montré les effets de détoxication hépatique du radis noir : ceci est particulièrement intéressant lorsque l'on veut protéger et nettoyer le foie lors de prises prolongées de médicaments ou de substances dangereuses (insecticides, produits cancérigènes...).

Grâce à ses composés soufrés, le radis noir est un antiseptique. Il fluidifie les mucosités bronchiques tout en favorisant leur élimination. Ceci explique qu'il fasse merveille contre la toux ! Enfin, par la présence de vitamine C, le radis noir est réputé antiscorbutique.

Mises en garde

Lorsque les calculs biliaires sont trop volumineux, les doses de jus de radis noir doivent être réduites et un avis médical s'impose avant toute prise.

Modes d'utilisation

Excès alimentaires (réveillons, fêtes...)

1 semaine avant (et/ou après) mettez à votre menu du radis noir (cru de préférence).

Digestions difficiles, foie paresseux, migraine digestive, constipation légère...

Buvez 2 à 3 fois par jour avant les repas 1 verre à liqueur (ou 1 ampoule) de jus de radis noir pendant 1 semaine.

Troubles respiratoires

La célèbre recette du sirop de radis noir est très facile à réaliser vous-même.
Dans le fond d'un plat, faites alterner des couches de radis noir coupé en très fines rondelles (ou râpé) avec du sucre candi en poudre ou en morceau. Laissez macérer 1 journée pour obtenir un abondant sirop très efficace.
Toux et bronchite : prenez 4 à 6 cuillerées à soupe de sirop par jour.
Sachez que ce sirop est aussi un excellent fortifiant pour les enfants fatigués (2 à 3 cuillerées à dessert par jour).
Attention : le sirop ne se conserve pas plus de 48 heures ; il convient d'en faire de petites quantités à la fois.

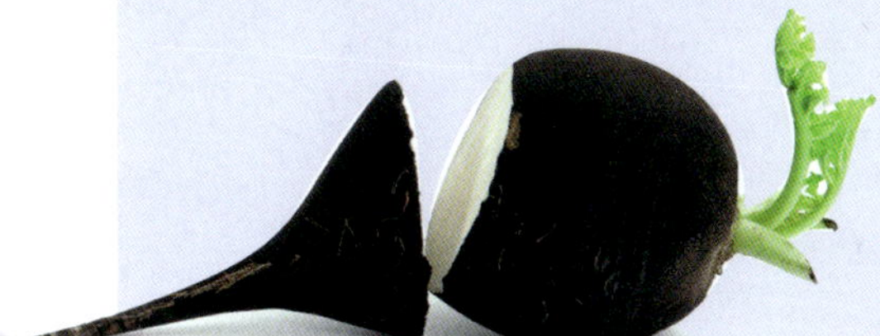

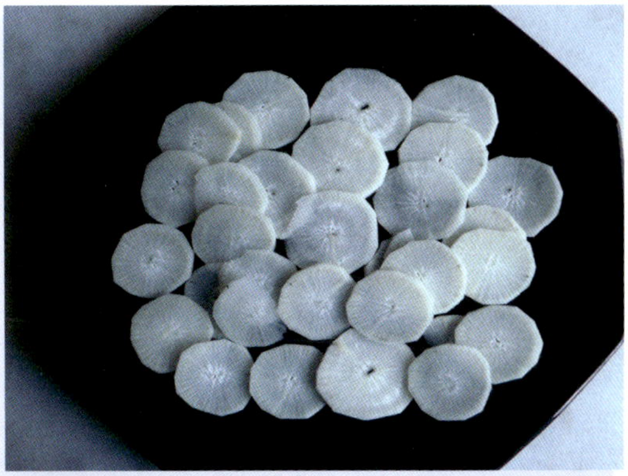

Radis noir coupé en rondelles

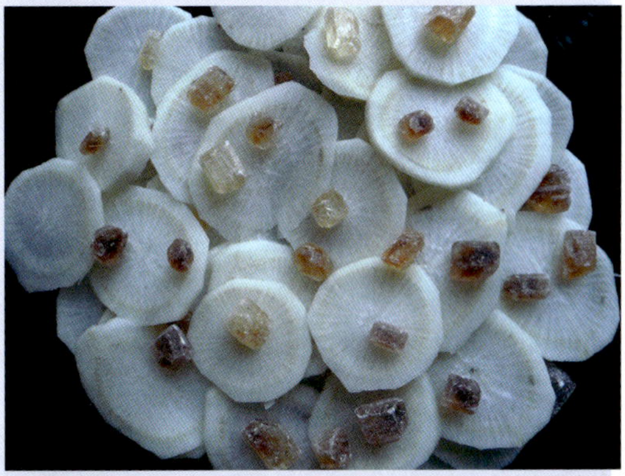

Ajout du sucre candi

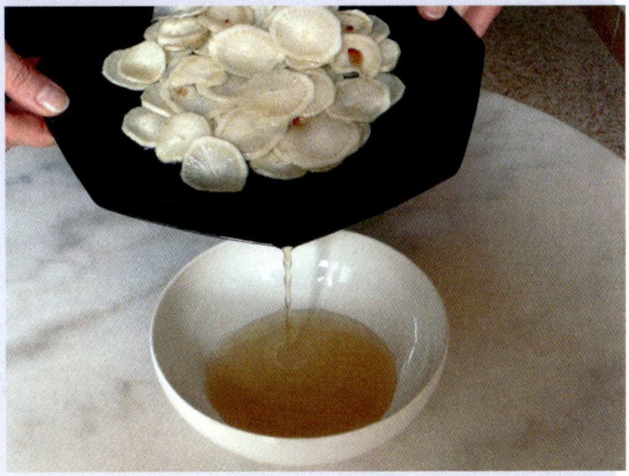

Recueil du sirop de radis noir

Ravintsara

Description

Le ravintsara (*Cinnamomum camphora* à CT 1,8 cinéole) est un arbre pouvant atteindre 15 m de hauteur (à l'état sauvage). Présent à Madagascar, il pousse dans les forêts tropicales humides. Ses feuilles sont similaires à celles du laurier, à la différence que le bord n'est pas ondulé. Les fleurs verdâtres apparaissent entre novembre et janvier et donnent des baies divisées en 6 quartiers contenant 1 graine chacun.

L'**huile essentielle**, obtenue par hydrodistillation des **feuilles**, dégage une odeur marquée par la présence du 1,8 cinéole (50 à 70 %) et l'alpha-terpinéol. Contrairement à ce que sous-entend le nom latin (*Cinnamomum camphora*), l'huile essentielle de ravintsara de chémotype 1,8 cinéole ne contient pas de camphre.

Historique

Ravintsara traduit en malgache l'expression "arbre aux bonnes feuilles" (de *ravina*, "feuille", "arbre" et de *tsara*, "bien", "bon"). Ceci est probablement à l'origine de nombreuses confusions avec l'huile essentielle de ravensare (arbre également originaire de Madagascar et appartenant aussi à la famille des Lauracées) dont le nom latin

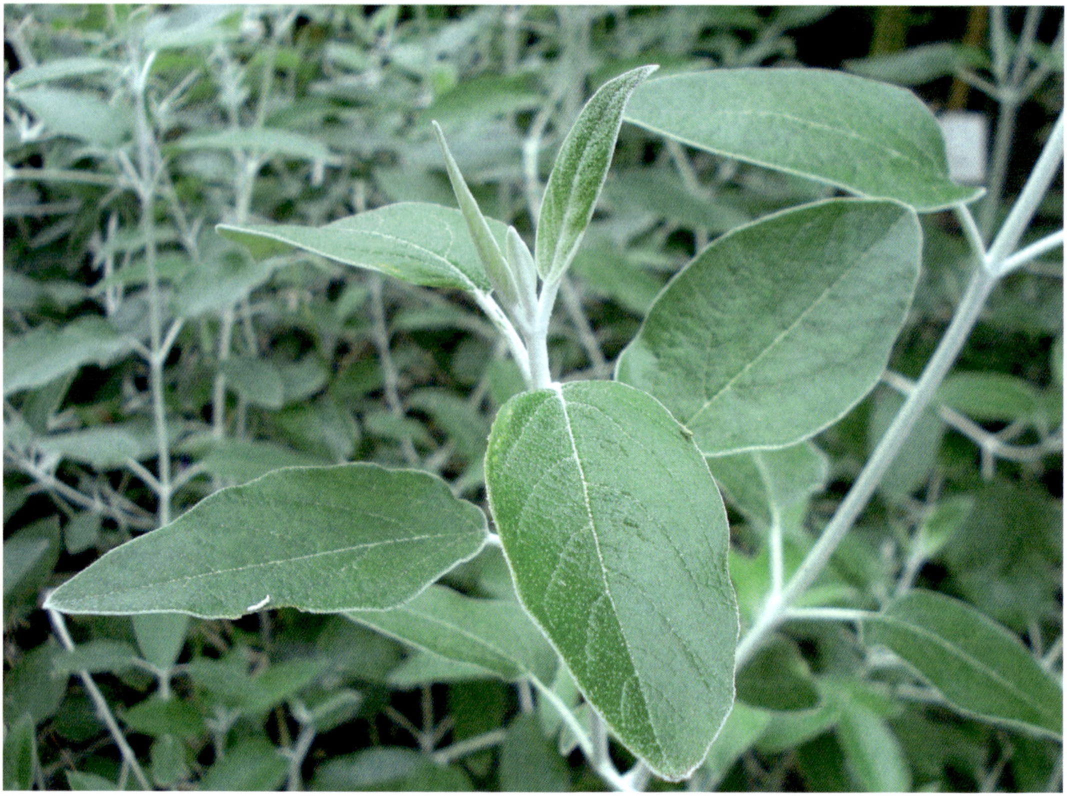

Modes d'utilisation

L'huile essentielle de ravintsara s'administre par toutes les voies, mais sa très bonne tolérance cutanée lui vaut un usage local fréquemment mis en avant.

Usage externe

Grippe

Frictionnez l'intérieur des poignets, la nuque et le thorax avec 2 à 3 gouttes d'huile essentielle de ravintsara, 3 à 4 fois par jour pendant 3 jours. Pour une application plus facile, les gouttes peuvent être diluées au préalable dans un peu d'huile végétale neutre (olive, tournesol...). Pour renforcer l'activité anti-virale, mélangez à parts égales l'huile essentielle de ravintsara avec celle d'eucalyptus radié (ou de niaouli), puis appliquez suivant les mêmes modalités 3 gouttes de ce mélange.

Prévention des épidémies virales hivernales

Diluez 4 à 5 gouttes d'huile essentielle de ravintsara (ou du mélange précédent) dans 1/2 cuillerée à café d'huile végétale, puis appliquez le mélange sur chaque voûte plantaire, matin et soir, 20 jours par mois.

Herpes labial

Voir trousse "vacances à la mer" page 94.

Fatigue physique ou psychique

1 à 2 gouttes d'huile essentielle de ravintsara, pures, en friction sur la nuque (ou 1 goutte à l'intérieur de chaque poignet), matin et soir par cures de 10 jours ou ponctuellement lorsque le besoin se fait sentir.

Stress, insomnie

Mélangez à parts égales huiles essentielles de ravintsara et de lavande officinale/vraie, puis appliquez 2 à 3 gouttes de ce mélange (pures ou diluées dans 1/2 cuillerée à café d'huile végétale) sur le plexus solaire ou le long de la colonne vertébrale, 2 à 3 fois par jour.

Usage interne

Par voie orale, l'huile essentielle de ravintsara s'administre (à titre indicatif) à raison de 2 gouttes 3 fois par jour, mixées avec un peu de miel (ou d'huile d'olive), absorbées sur de la mie de pain ou sur 1/2 sucre roux. Cette voie permet aussi de traiter les pathologies virales et nerveuses. Ne prolongez pas le traitement au-delà de 3 semaines sans avis médical.

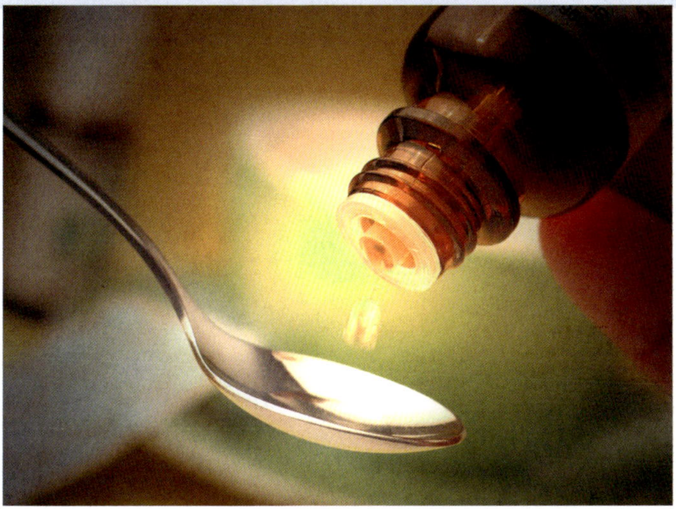

Ravensara aromatica désignait, il n'y a pas si longtemps encore, l'actuel ravintsara !

Les feuilles de cet arbre continuent d'être exploitées par les Malgaches comme un grand remède traditionnel sous forme d'infusions, de macérats ou d'onguents.

Quels choix, pour quels produits ?

L'huile essentielle de ravintsara nécessite un achat chez un fournisseur irréprochable car, d'une part, la surexploitation de cette huile essentielle attire les falsifications et, d'autre part, il existe plusieurs chémotypes différents. Vérifiez la provenance (Madagascar) et la dénomination complète sur l'étiquette : huile essentielle de ravintsara (**feuilles**) *Cinnamomum camphora* 1,8 cinéole. Vous pouvez trouver, en effet, l'huile essentielle de camphrier (d'origine asiatique), qui porte le même nom latin *Cinnamomum camphora* (**bois**) et qui est riche en camphre !

Propriétés

L'huile essentielle de ravintsara est une des perles de l'aromathérapie familiale. Cette huile essentielle exceptionnelle possède de nombreuses qualités et s'exprime particulièrement dans deux domaines.

C'est d'abord une antivirale remarquable vis-à-vis de nombreux virus (infections respiratoires : bronchite, grippe, rhinopharyngite, sinusite ; mais aussi herpès, zona...), efficace en emplois curatif et préventif par son action stimulante et protectrice immunitaire.

Son deuxième axe d'action est tout aussi important : stimulante physique et psychique, elle est une excellente rééquilibrante nerveuse. Elle agit principalement sur le stress, l'anxiété et l'insomnie : elle dynamise les personnes fatiguées, relève les déprimés et rassure les angoissés ! Aussi bien adaptée à l'adulte qu'à l'enfant (plus de 3 ans), cette huile essentielle offre toute son amplitude d'action en traitement de terrain.

Info +

Une nouvelle huile essentielle originaire de Madagascar fait son apparition. L'huile essentielle des feuilles de mandravasarotra, appelée plus simplement saro, (*Cinnamosma fragrans*), provient d'un arbre de la famille des canneliers. Cette huile essentielle antivirale, antibactérienne, stimulante immunitaire, expectorante et énergisante pourrait remplacer l'huile essentielle de ravintsara dans ses indications antivirales.

Mises en garde

Cette huile essentielle réputée non toxique est néanmoins déconseillée pendant la grossesse et chez le jeune enfant, sans avis médical.

Romarin

Description

Sous-arbrisseau vigoureux atteignant 50 cm à 2 m de hauteur, le romarin (*Rosmarinus officinalis*), se plaît sur les coteaux ensoleillés. On le reconnaît à ses feuilles étroites persistantes et coriaces, ses fleurs blanchâtres à bleu profond (parfois roses), mais surtout à son odeur camphrée rappelant un peu l'encens.

C'est l'état sauvage qui lui confère sa force. Transplanté dans nos jardins, il reste très beau tout en attirant les abeilles, mais est moins puissant que celui du Midi.

Les feuilles constituent la partie médicinale pour les tisanes, les **sommités fleuries** pour l'obtention de l'**huile essentielle**. Celle-ci est de composition variable suivant la localisation géographique. Le romarin de Provence est riche en camphre ; celui de Corse est caractérisé par la verbénone et celui du Maroc par le chémotype 1,8 cinéole.

Historique

Surnommé "herbe aux couronnes" par les Romains parce qu'il servait à confectionner des couronnes avec le laurier et le myrte comme emblèmes du triomphe, le romarin était aussi très estimé au Moyen Âge puisqu'il figurait parmi les plantes dont Charlemagne ordonna la culture.

C'est avec la médecine arabe, au Xe siècle, qu'il entre en thérapeutique, dont les indications sont rapportées par Ibn Al Baytar (XIIIe siècle).

Au XVIe siècle, on distilla les fleurs avec de l'alcool pour composer la célèbre "eau de la Reine de Hongrie", ainsi nommée parce que la reine Isabelle (âgée de 72 ans) fut guérie de ses rhumatismes et de ses crises de goutte grâce à ce remède.

Propriétés

Le romarin est une des plantes-clé des troubles digestifs. Grâce à ses principes amers, il stimule

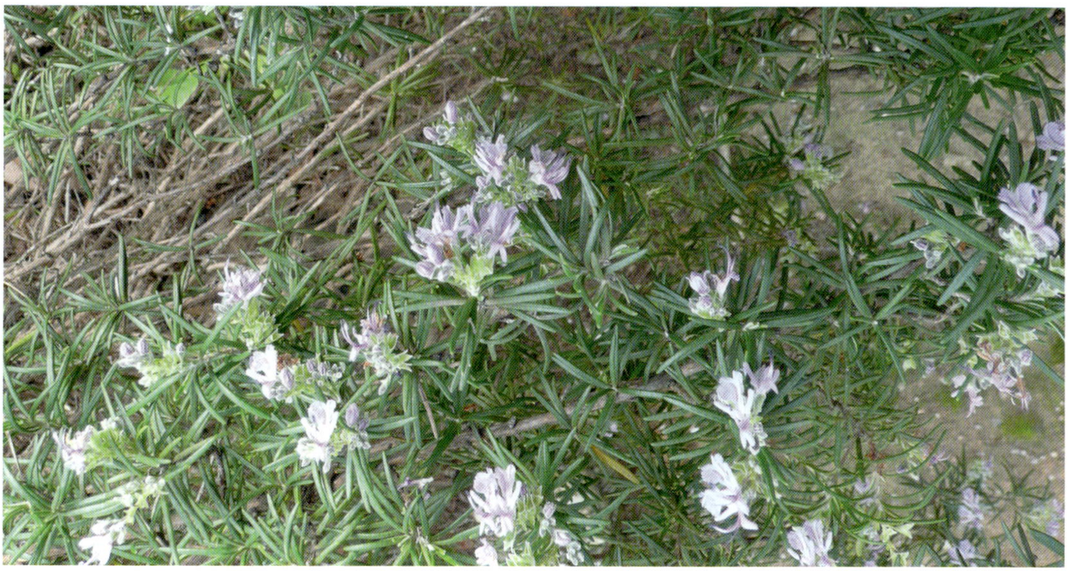

Modes d'utilisation

Usage interne

Mode préparatoire de la tisane

Faites une infusion avec 1 cuillerée à café rase (= environ 2 g) de feuilles de romarin pour 150 ml d'eau. Couvrez et laissez en contact 10 à 15 minutes. Filtrez.

Drainage du foie, "nettoyage de printemps"

Buvez la tisane le matin à jeun pendant 20 jours. Cette cure bénéfique faite au printemps et à l'automne nettoie l'organisme en profondeur par stimulation des fonctions naturelles d'élimination.

Ballonnements, fermentations intestinales

Buvez 2 à 3 tasses par jour, après les repas.
Variante : remplacez la tisane par 2 gouttes d'huile essentielle de romarin (CT verbénone), préalablement incorporées dans un peu de miel et mélangées ensuite dans 1 tasse d'eau chaude.

Bronchite, toux, migraine digestive, fatigue

Buvez 2 à 3 tasses par jour, entre les repas.

Astuce : afin d'optimiser le traitement, vous pouvez mélanger 2 gouttes d'huile essentielle de romarin dans du miel que vous incorporez ensuite dans une tisane au choix (eucalyptus en cas de toux, camomille en cas de spasmes...).

Vin de romarin contre le cholestérol ou la fatigue des convalescents

Faites macérer 40 g de sommités fleuries séchées de romarin dans 1 litre de bon vin rouge pendant 3 à 4 jours. Filtrez et buvez 2 petits verres par jour en cure de 20 jours.

Usage externe

Le bain au romarin vivifie le corps fatigué, active la circulation sanguine et diminue les douleurs rhumatismales. Il est préférable de le prendre le matin pour bien démarrer et être en forme toute la journée !

Diluez 20 gouttes (10 gouttes pour un bain de pieds) d'HE de romarin (CT 1,8 cinéole) dans une base neutre pour bain et dispersez l'ensemble sous le robinet d'eau de la baignoire. Durée du bain : 15 minutes.

la digestion et le fonctionnement de la vésicule biliaire. Riche en antioxydants, piégeurs de radicaux libres, il protège le foie. Diurétique, anti-inflammatoire, le romarin est aussi antispasmodique, expectorant, antiseptique et stimulant. Le romarin n'a certainement pas livré tous ses secrets (un de ses composants est capable d'inhiber la réplication du virus HIV1).

Les propriétés de l'huile essentielle à 1,8 cinéole sont plutôt orientées vers la sphère respiratoire ou circulatoire. Celle à verbénone est plus spécifique de la sphère hépatique ou endocrinienne.

En usage externe, le romarin est un cicatrisant, améliore la circulation sanguine et les pathologies rhumatismales.

Mises en garde

L'huile essentielle de romarin est contre-indiquée chez la femme enceinte ou allaitante car il y a un risque possible de convulsion. Pas d'utilisation chez l'enfant de moins de 6 ans.

Seules les huiles essentielles de chémotypes 1,8 cinéole ou verbénone peuvent être utilisées par voie orale.

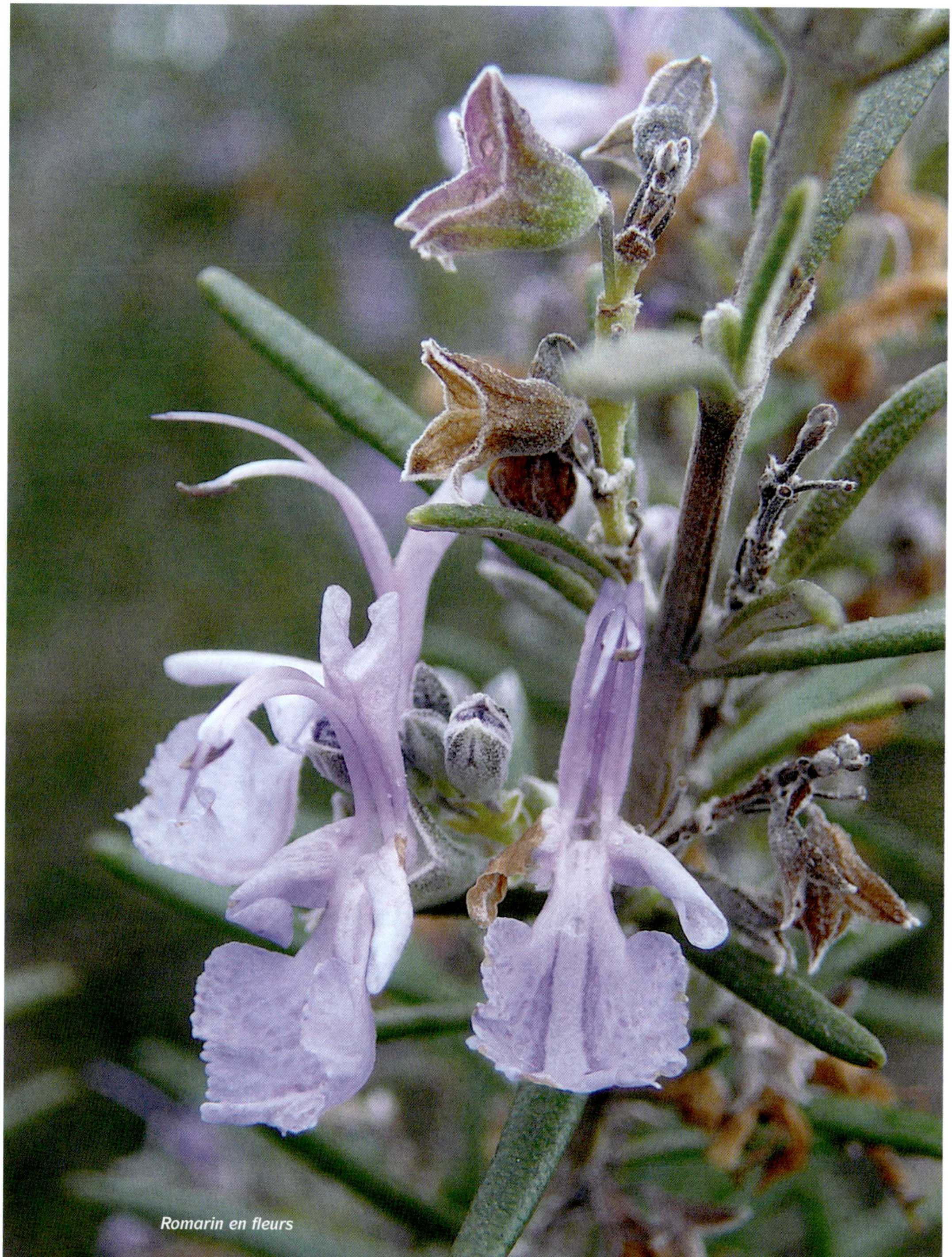
Romarin en fleurs

Sauge officinale & sauge sclarée

Description

La **sauge officinale** (*Salvia officinalis*) apprécie les sols rocailleux du Midi. Les feuilles qui constituent la partie médicinale sont caractéristiques : duveteuses avec un réseau de nervures saillantes. Les fleurs bleu violacé forment des panicules aérées le long de la tige.

La **sauge sclarée** (*Salvia sclarea*), plus haute que l'officinale, possède également des feuilles beaucoup plus grandes. Les fleurs bleu pâle, soutenues de 2 bractées blanc rosé en forme de cœur, sont décoratives mais visqueuses.

La composition de l'huile essentielle diffère suivant l'espèce : celle de la sauge officinale est riche en cétones neurotoxiques et abortives (thuyone, camphre), celle de la sauge sclarée ne contient pas de cétone mais des esters.

Historique

La sauge "salvatrice" est considérée depuis l'Antiquité comme une véritable panacée. *Herba sacra* utilisée par Dioscoride puis Galien, elle fut ensuite protégée par les capitulaires de Charlemagne. Sainte Hildegarde la préconisait aussi bien crue que cuite "pour tous ceux qui souffrent d'humeurs nocives, car elle apaise ces humeurs".

L'odeur de la sauge brûlée a toujours bénéficié de vertus protectrices et purificatrices, que ce soit dans l'ancienne Égypte, chez les Amérindiens ou dans l'Europe du Moyen Âge.

La sauge sclarée (du latin *clarus*, "clair", "lumineux") surnommée la "toute bonne" jouissait d'une renommée aussi grande que sa proche parente.

Propriétés

Plante indiquée en cas de digestion difficile, la sauge est capable d'être tour à tour hypoglycémiante ou hyperglycémiante selon la dose ingérée. Grâce à son activité mimant celle des œstrogènes, la sauge soulage les maux tout au long des différentes étapes de la vie des femmes : elle provoque ou régularise la menstruation tout en calmant leurs douleurs ; anti-galactogène, elle tarit le lait. Elle atténue aussi les troubles de la ménopause, notamment les bouffées de chaleur et la transpiration excessive. Plus récemment (2003), des travaux auraient montré un effet préventif de la sauge contre la maladie d'Alzheimer. Ceci confirme ce que les Anciens savaient déjà : la sauge améliore la mémorisation.

Mises en garde

La sauge n'est pas conseillée aux femmes ayant des antécédents de cancer hormonodépendant, en cas de terrain hyper-estrogénique, pendant la grossesse ou l'allaitement.

La sauge ne doit en aucun cas être utilisée en cures continues, sans avis médical. Elle est contre-indiquée en cas d'insuffisance rénale. De plus, la sauge peut interagir avec les médicaments anti-épileptiques.

Les effets secondaires de l'infusion ne sont à craindre qu'en cas de surdosage (plus de 15 g de feuilles par dose !). On observe alors l'apparition de tachycardie, bouffées de chaleur, convulsions et vertiges.

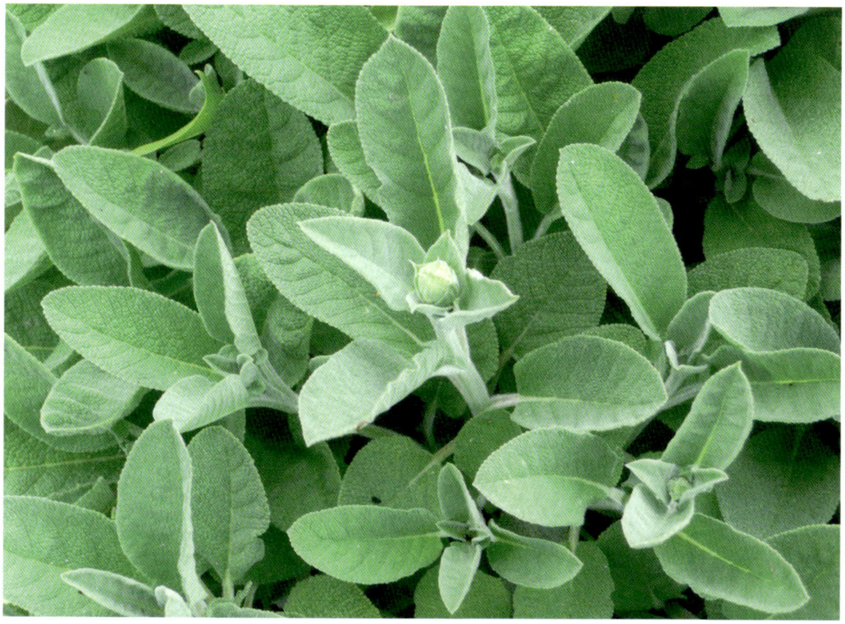

Sauge officinale en boutons

Sauge officinale en fleurs

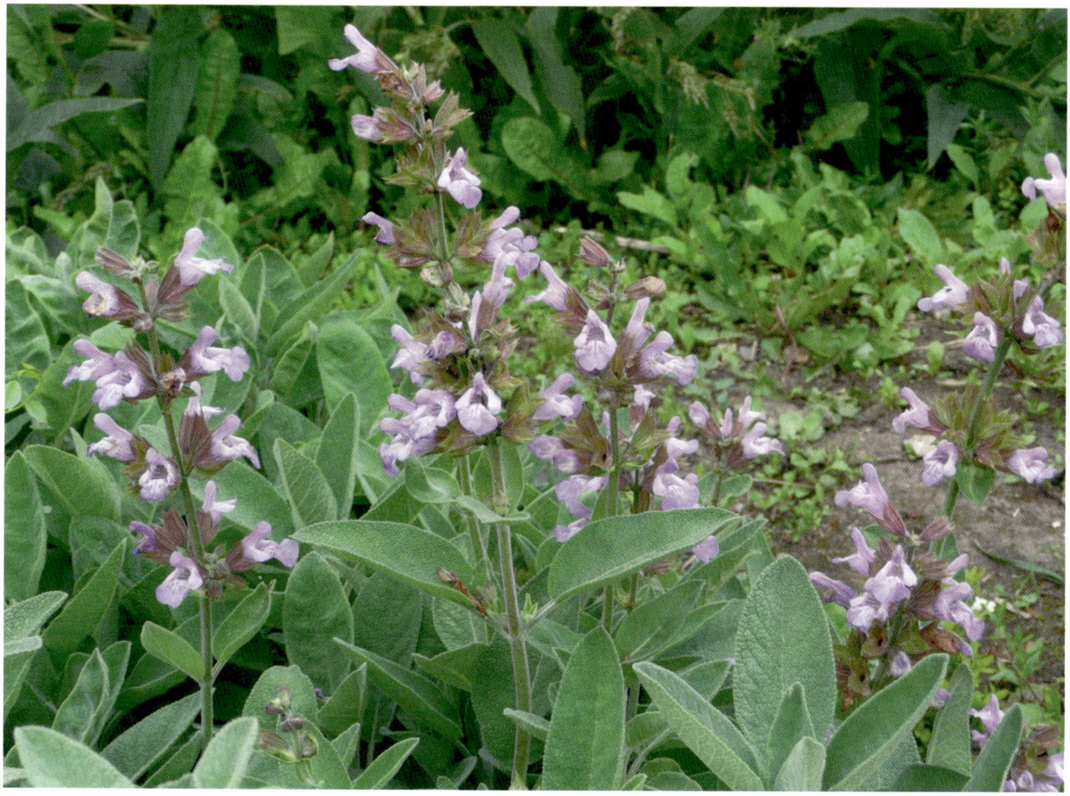

Modes d'utilisation

Usage interne

Mode préparatoire de la tisane

Versez environ 150 ml d'eau bouillante sur 1 cuillerée à café de feuilles de sauge **officinale**. Laissez infuser 10 à 15 minutes, en couvrant. Filtrez avant de boire.

Ballonnements, éructations, fermentations intestinales, spasmes digestifs douloureux

Buvez 1 tasse d'infusion 2 fois par jour après les repas.

Allaitement (tarissement)

Buvez 3 tasses d'infusion par jour entre les repas durant 3 à 5 jours.

Bouffées de chaleur et sudation de la ménopause

Buvez 3 tasses par jour en cures de 10 à 20 jours par mois.

Irrégularité du cycle (règles insuffisantes, douleurs)

Buvez une tasse 2 fois par jour, entre les repas, 1 semaine avant la date présumée des règles.

Nervosité

Buvez 1 tasse matin et soir entre les repas.

Usage externe

Aphtes, gingivites, inflammations de la gorge

Faites un bain de bouche en préparant une infusion concentrée à l'aide de 2 cuillerées à café de sauge **officinale** pour 150 ml d'eau. Rincez-vous la bouche 2 à 3 fois par jour en gargarismes. La sauge, qui possède de remarquables propriétés régénératrices cutanées, empêche aussi la formation de la plaque dentaire responsable du déchaussement des dents.

Transpiration excessive

Profitez des bienfaits d'un bain antisudoral ou déodorant, aussi utile pour le corps que pour les pieds. En agissant sur les glandes sudoripares, la sauge agit efficacement contre la transpiration excessive.

Prenez 100 g de sauge (ou 50 g de prêle + 50 g de sauge) pour 1 à 2 litres d'eau bouillante. Laissez infuser 15 à 20 minutes. Filtrez puis ajouter cette préparation à l'eau du bain qui devra durer 20 minutes.

Variante : remplacer les feuilles de sauge par de l'**huile essentielle** de sauge **sclarée** (10 gouttes pour le bain de pieds, 20 gouttes pour le bain complet), en mélangeant les gouttes au préalable dans un dispersant pour bains.

Insolite : la recette de grand-mère

La graine de sauge sclarée (comme celle de grémil), très riche en mucilage, est capable de chasser les corps étrangers de l'œil : placée sous la paupière, elle gonfle, attire la poussière et fait pleurer, entraînant ainsi le corps étranger contre la graine qu'il suffit ensuite d'enlever doucement.

Sauge sclarée en fleurs

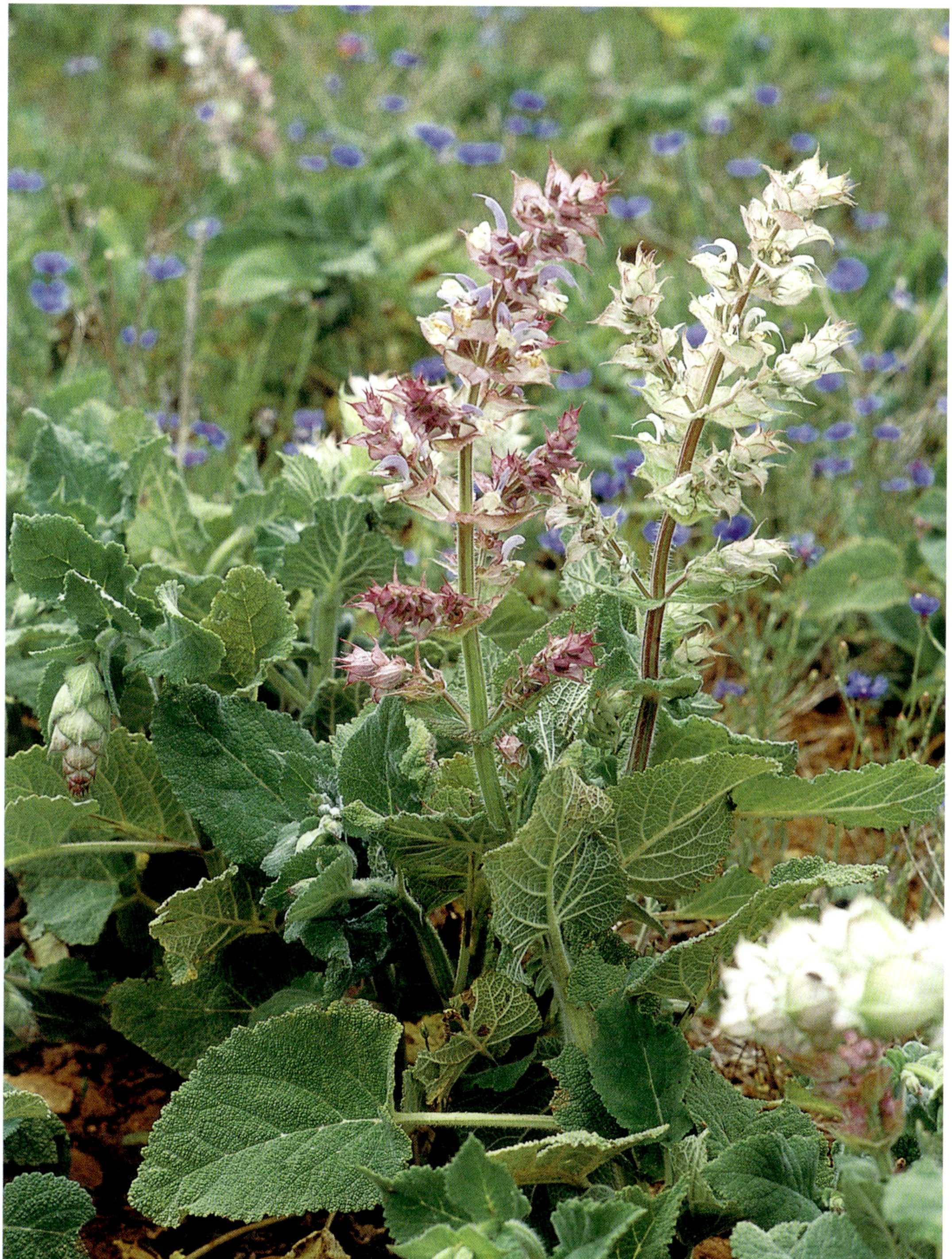

Thym

Description

Sous-arbrisseau touffu de 20 à 30 cm de hauteur, le thym (*Thymus vulgaris*) se développe en terrain sec, aride. Les tiges ligneuses et tortueuses portent des petites feuilles lancéolées enroulées sur les bords. Les fleurs à corolle bilabiée rose ou blanche attirent les abeilles. Toute la plante dégage une odeur aromatique.

La distillation de la plante fleurie donne une **huile essentielle** de couleur variable (jaune à rouge), qui traduit une composition fluctuante (chémotypes distincts) directement dépendante de plusieurs facteurs tels que la répartition géographique, le climat, la nature du sol, les conditions de récolte... Les constituants caractéristiques de l'huile essentielle sont des phénols (thymol, carvacrol) et des monoterpénols (linalol, thujanol). Mais d'autres principes actifs sont présents dans la plante, en particulier des flavonoïdes.

Historique

Le thym était connu des Grecs et des Romains comme plante médicinale. Le nom grec de la plante, *thumos*, viendrait du mot *thuô*, "parfumer". Ce sont les moines qui ont répandu sa culture au-delà des régions méditerranéennes. Sainte Hildegarde de Bingen (XIIe siècle) le préco-

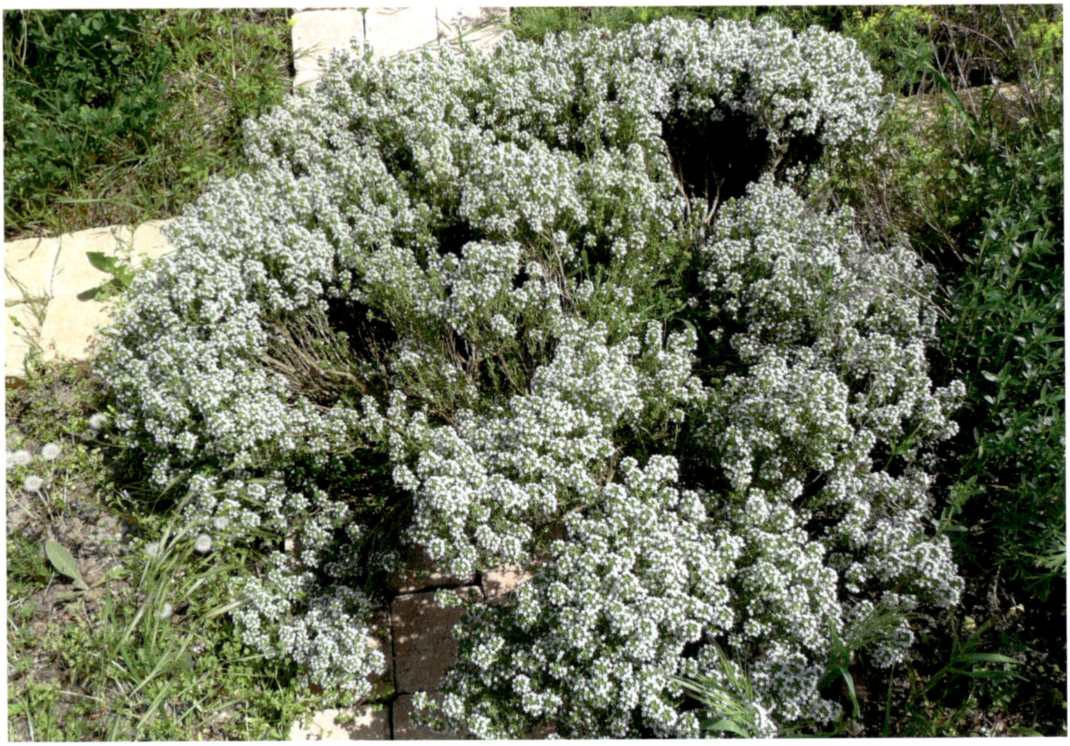

Massif de thym

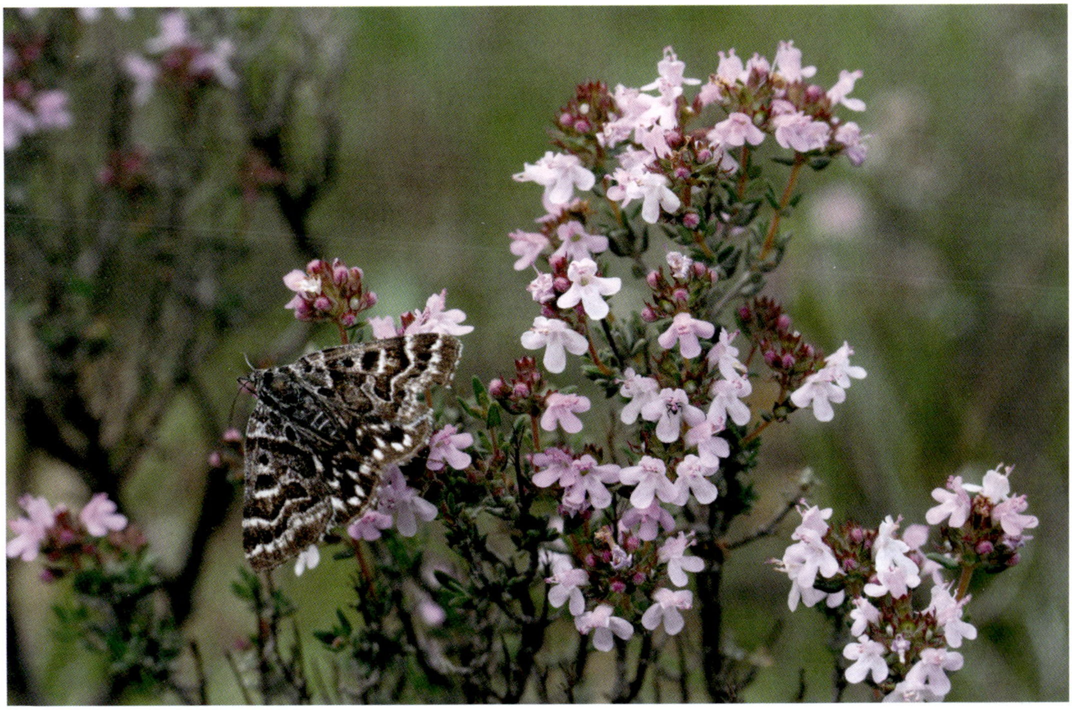

Détail de fleurs de thym

nisait contre la lèpre, la paralysie et les pédiculoses. Au Moyen Âge, le thym était aussi très utilisé dans la cuisine pour rendre les plats plus digestes. Il est depuis resté un aromate indispensable puisqu'il entre dans la composition du traditionnel bouquet garni !

Quels choix, pour quels produits ?

Le thym fait partie des plantes sorties du monopole pharmaceutique ; on peut donc le trouver, outre en pharmacie, dans les herboristeries ou les magasins de produits naturels. Pour l'usage médicinal, la plante en vrac est préférable aux infusettes. Si vous avez la chance de posséder un pied de thym dans votre jardin, le mieux est de cueillir la plante fleurie au début de la floraison. Parmi les différentes huiles essentielles de thym disponibles sur le marché, préférez celles à chémotypes **linalol** ou **thujanol**, moins agressives et plus faciles d'emploi.

Propriétés

La partie médicinale est constituée par les feuilles et fleurs détachées de la tige.

Thymus vulgaris est une plante de caractère, qui n'a de vulgaire que le nom : il résiste à la fois à l'épreuve du froid et à la sécheresse estivale. Cette force explique sans doute son aptitude à réchauffer l'organisme lorsque "la chaleur" n'est pas assez présente en lui, en particulier dans les poumons.

L'essence contenue dans ses feuilles lui communique ses propriétés anti-infectieuses puissantes (bactéricide, virucide, fongicide), stimulante immunitaire et fortifiante générale. Le thym, antispasmodique et antitussif, facilite aussi la

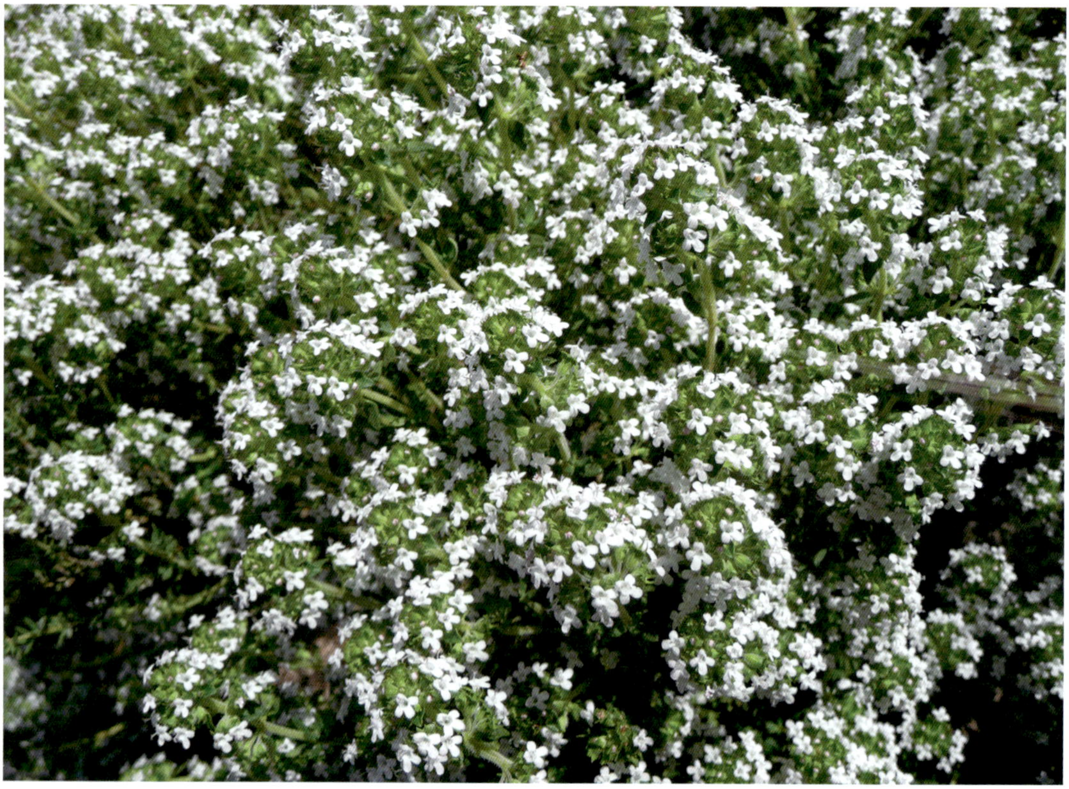

Fleurs de thym

digestion, est diurétique, cholérétique et carminatif. L'usage populaire a imposé son emploi non seulement pour les refroidissements (grippe, rhume, angines, bronchites...) mais également pour son pouvoir désodorisant, cicatrisant et révulsif. Par voie externe, ses propriétés sont ainsi mises à profit dans l'hygiène bucco-dentaire et du cuir chevelu, le soin des pieds, le nettoyage des plaies et enfin pour soulager les douleurs rhumatismales.

Mises en garde

Le thym est doté d'une grande force vitale ; il ne doit pas être employé sur une trop longue période (maximum 3 semaines), même sous forme d'infusion, au risque de changer l'équilibre physiologique et de provoquer par exemple une augmentation de la tension artérielle ou une trop grande stimulation des corticosurrénales...

L'huile essentielle de thym est déconseillée pendant la grossesse ou l'allaitement et chez les enfants de moins de 3 ans, sans avis médical.

Modes d'utilisation

Usage interne

Mode opératoire de la tisane

Versez 150 ml d'eau bouillante (1 grande tasse) sur 1 petite cuillerée à café rase de thym. Couvrez, laissez infuser 10 à 15 minutes et filtrez avant de boire.

Angines, bronchites, cystites, grippe, refroidissements, sinusites, toux

Buvez 3 tasses de tisane par jour, en dehors des repas ou absorbez 2 gouttes d'huile essentielle de thym, 2 à 3 fois par jour pendant 4 à 6 jours (les gouttes sont préalablement mélangées avec du miel, de l'huile d'olive ou déposées sur 1/2 sucre roux).

Convalescence et fatigue due aux infections à répétitions

Buvez 2 tasses d'infusion par jour.

Ballonnements, digestion lente, flatulences

Buvez 1 tasse de tisane à la fin des deux principaux repas.
Astuce : améliorez votre huile de table en ajoutant 10 gouttes d'huile essentielle de thym dans 500 ml d'huile d'olive. En assaisonnement des plats et crudités, elle vous aidera à mieux digérer.

Usage externe

Inflammations buccales (aphtes, gingivites, stomatites), mauvaise haleine

Rincez-vous la bouche en gargarismes plusieurs fois par jour avec 2 cuillerées à soupe de la tisane de thym précédente.

Bain fortifiant, préventif hivernal ou contre les douleurs rhumatismales

Prévoyez environ 50 g à 250 g de thym pour un bain adulte (suivant la quantité d'eau). Mettez le thym dans 2 litres d'eau et portez à ébullition. Couvrez, retirez du feu en laissant infuser 15 à 20 minutes. Filtrez puis versez le liquide dans l'eau du bain. Durée du bain : 15 minutes.

Désodorisation des pieds avec transpiration excessive

Faites des bains de pieds de 10 minutes suivant le même mode opératoire (50 g de thym pour 2 litres d'eau), 1 à 3 fois par semaine ou tous les jours si nécessaire, mais dans ce cas, par cures de 10 jours.

Vinaigre de cidre

Description

Comme son nom l'indique, le vinaigre de cidre est fabriqué suivant les mêmes principes que le vinaigre de vin, à la différence que les pommes remplacent le raisin ; le cidre obtenu par la fermentation du jus de pomme est ensuite exposé à l'air pour obtenir le vinaigre grâce aux acétobacters (bactéries) qui transforment l'alcool en acide acétique. Grâce à sa teneur plus faible en alcool (par rapport au vin), le cidre produit également moins d'acide acétique (autour de 5 %).

La composition originale du vinaigre de cidre inclut les constituants qui lui viennent de la pomme (pectine) et du métabolisme des bactéries (acides aminés essentiels). Outre l'acide acétique, le potassium est présent en quantité intéressante. Parmi les autres minéraux, citons le calcium, fluor, magnésium, phosphore, silicium, sodium, soufre... Les vitamines sont bien représentées (B1, B2, B6, B12, C, A).

Historique

Les hommes ont su dès l'Antiquité fabriquer un "vin aigre" à partir du vin, de la bière, de l'orge ou encore du riz... Le *shekar*, boisson de "cidre aigre" que buvaient les Phéniciens, est peut-être à l'une des origines du vinaigre de cidre. Boisson rafraîchissante, conservateur d'aliments, assaisonnant ou condiment, le vinaigre est aussi médicinal. D'Hippocrate (460-375 av. J.-C.) en passant par sainte Hildegarde de Bingen (1098-1179), les applications du vinaigre ont été multiples : fièvre, putréfactions, maladies de peau, morsures d'animaux, embonpoint... Dans les années 1950, un médecin nord-américain, le docteur Jarvis, a remis sur le devant de la scène les vertus du vinaigre de cidre auquel il attribuait un rôle important dans la bonne et longue santé des habitants de sa région (Vermont).

Quels choix, pour quels produits ?

L'efficacité du vinaigre est directement corrélée à sa qualité : il est impératif d'y porter toute votre attention. Vérifiez que le vinaigre n'est pas mélangé avec une solution d'acide acétique dilué. Si possible, privilégiez le vinaigre fabriqué à partir de fruits entiers (et non pas à partir des peaux et trognons) et d'ingrédients issus de l'agriculture biologique.

Propriétés

L'acide acétique tient indubitablement une bonne place dans les propriétés du vinaigre de cidre. Mais c'est surtout l'association de tous ses composants qui agissent. Cet élixir naturel agit favorablement sur le crucial équilibre acido-basique de l'organisme. Par cette action rééquilibrante associée à son pouvoir de détoxification (il augmente l'élimination des toxines), les bienfaits du vinaigre de cidre sont multiples :

- désinfectant, antibactérien, il renforce les défenses immunitaires ;
- il combat les nausées et les digestions difficiles, lutte contre l'embonpoint et même contre le cholestérol ;
- il diminue les raideurs et les douleurs des articulations tout en prévenant l'ostéoporose ;
- enfin, il fortifie et revigore les muscles fatigués.

Mises en garde

L'acidité du vinaigre contre-indique son utilisation en cas d'affections gastriques (ulcère, reflux...).

Aux doses indiquées (sauf sensibilité individuelle), le vinaigre ne donne pas d'aigreurs d'estomac.

Mais n'abusez pas du vinaigre car il peut attaquer l'émail des dents. Par précaution, terminez tous les soins buccaux en vous rinçant la bouche à l'eau pure.

Modes d'utilisation

Éprouvé par des générations d'utilisateurs, le vinaigre de cidre intervient dans de nombreuses indications !

Usage interne

Recette de base du Dr Jarvis

Dans 1 verre d'eau tiède (au moins 100 ml), ajoutez 2 cuillerées à café de vinaigre de cidre et 2 cuillerées à café de miel. Mélangez bien. Posologie : 1 à 3 verres par jour.

Fatigue chronique

Prenez, en cure, 1 verre de la recette de base, tous les matins à petites gorgées (de préférence à jeun) pendant 4 à 6 semaines.

Troubles respiratoires (rhume, sinusite, toux...)

Buvez 2 à 3 verres de la recette de base par jour, avant ou pendant les repas. **Variante** : réalisez un sirop pour la toux d'irritation avec 4 cuillerées à soupe de miel liquide mélangé à 5 cuillerées à café de vinaigre de cidre. Prenez 1 cuillerée à café du mélange 4 à 5 fois par jour.

Inflammations urinaires banales

3 verres par jour de la recette de base, avant ou pendant les repas, avec ou sans miel.

Amincissement (amorçage de la détoxification)

1 verre de la recette de base avant chaque repas, sans miel.

Hoquet

Versez 1 cuillerée à café de vinaigre de cidre sur un sucre roux et laissez-le fondre lentement dans la bouche.

Usage externe

Coups de soleil

Tamponnez doucement la peau lésée avec du vinaigre de cidre pur.

Saignements de nez

Placez dans la narine un coton imbibé de vinaigre de cidre pur.

Maux de gorge

2 à 3 gargarismes par jour à l'aide d'une solution réalisée avec 1 cuillerée à café de vinaigre de cidre pour 1 verre d'eau tiède. En cas de douleur très vive, faites-le toutes les heures. Ce gargarisme préserve dans le même temps une bonne haleine et dissout le tartre déposé sur les dents.

Muscles endoloris, démangeaisons

Prenez un bain tiède ou chaud dans lequel vous versez 250 ml de vinaigre de cidre et restez-y 15 à 20 minutes.

Ne remplacez **en aucun cas** le vinaigre de cidre par le vinaigre d'alcool blanc qui ne présente aucun intérêt médicinal (il est en revanche utile pour détartrer et nettoyer les cafetières, robinets et autres ustensiles...).

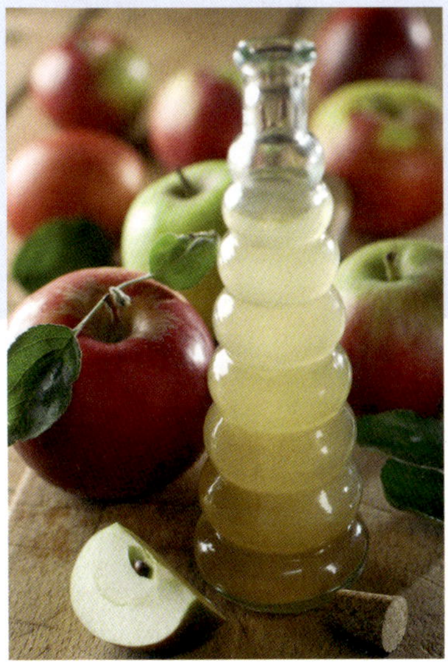

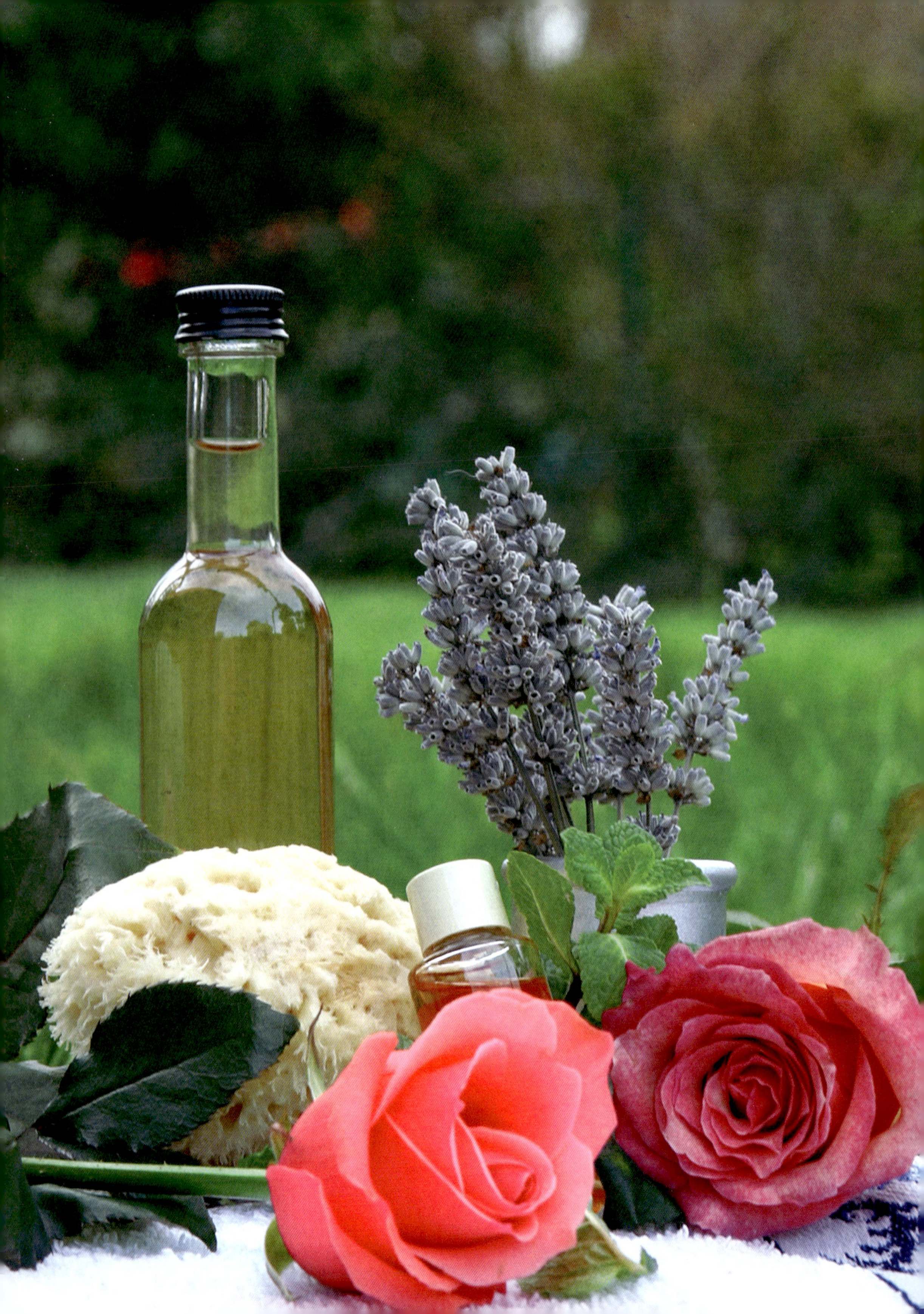

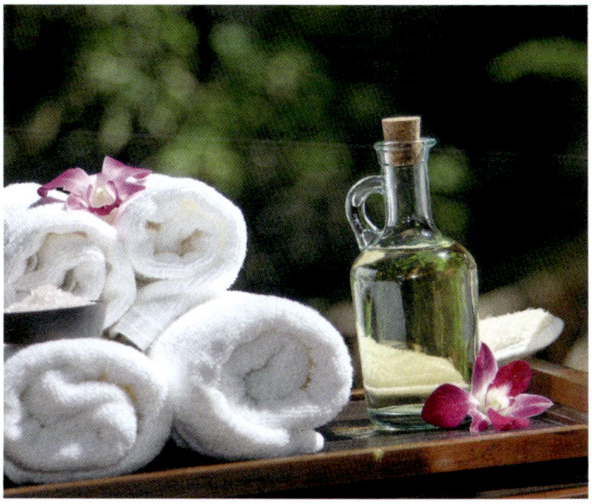

LES TROUSSES "PHARMACIE" AU NATUREL

La véritable pharmacie familiale se construit en tenant compte d'une part de la composition de la famille (présence et âge des enfants...) et d'autre part de l'activité de chacun (métier, sport...), ainsi que des problèmes de santé particuliers (rhumatismes, diabète, allergie...). Elle doit aussi être adaptée au lieu de vie car les besoins ne sont pas toujours les mêmes selon qu'on est en ville, à la campagne, en mer ou à la montagne !

Vous trouverez dans les pages qui suivent plusieurs propositions de trousses, élaborées en fonction des situations. Mais, il est clair qu'à la mer où à la campagne on a le même besoin de disposer d'un antiseptique ; on peut également, de la même façon, se faire piquer par les moustiques. Afin de ne pas répéter inutilement des propositions identiques, les conseils n'ont été décrits qu'une seule fois. Ainsi, en consultant les listes de toutes les trousses proposées, vous pourrez, selon vos besoins, constituer votre propre trousse idéale !

La trousse familiale “premiers soins”

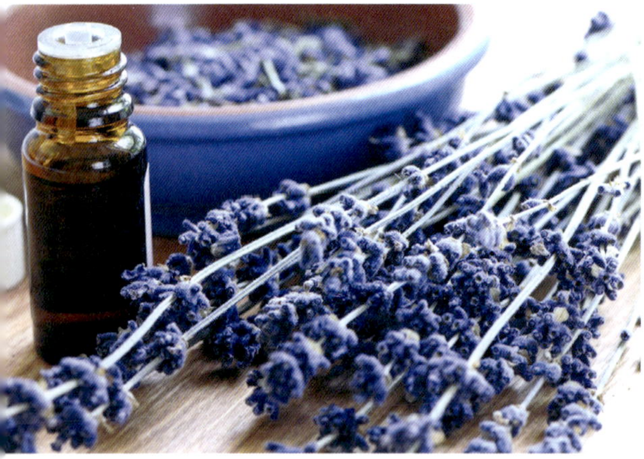

La trousse de base “premiers soins” est destinée à traiter les petits “bobos” ou à faire face à la première urgence (dans l'attente, si nécessaire, de soins médicaux).

Blessures, coupures, plaies

Elles doivent être nettoyées, désinfectées et protégées (pour éviter l'infection) :

Nettoyage

Chlorure de magnésium : nettoyez doucement la peau lésée avec la solution magnésienne (1 sachet de 20 g de chlorure de magnésium par litre d'eau) qui ne pique pas (idéale pour les plaies des enfants). Tout en renforçant le pouvoir des globules blancs (production d'anticorps), elle active la cicatrisation.

Vous pouvez aussi utiliser plus simplement des unidoses de sérum physiologique (chlorure de sodium).

Désinfection

Vinaigre de cidre, jus de citron : en application, pur ou dilué dans l'eau.

Argile verte : appliquez une fine couche (quelques millimètres) de pâte d'argile et recouvrez d'une compresse humide avant de faire le pansement (l'argile ne doit pas sécher). Renouvelez l'opération 2 fois par jour pendant 2 à 4 jours. Pour enlever le pansement argileux, rincez doucement à l'eau tiède.

Miel liquide : étalez une fine couche de miel sur la plaie bien séchée puis recouvrez d'un pansement aéré. Pour renouveler le pansement, ne rincez pas à l'eau (l'eau dénature l'action du miel), mais utilisez simplement le miel en guise de nettoyant, avant d'étaler une nouvelle couche mince de miel.

La désinfection peut être renforcée en ajoutant au produit choisi une goutte d'**huile essentielle d'arbre à thé**.

Cicatrisation

Gel d'*Aloe vera* : enduisez la zone blessée avec un peu de gel, puis couvrir d'un pansement aéré. Renouvelez l'opération 2 à 3 fois par jour.

Le gel d'*Aloe* peut être remplacé par une crème ou pommade au **calendula** (souci des jardins) aux propriétés antiseptiques et cicatrisantes.

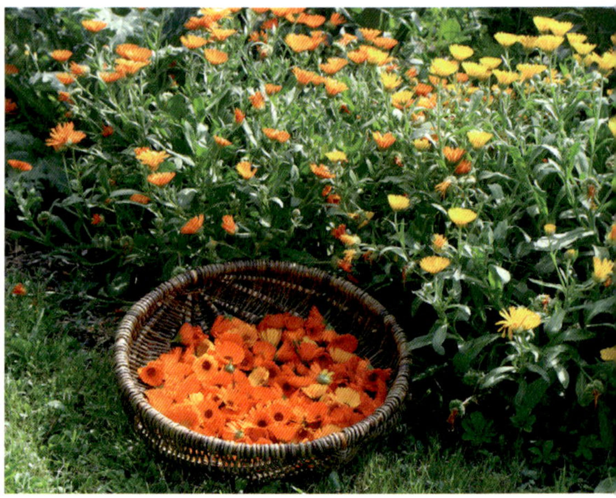

Calendula

Homéo +

CALENDULA (teinture mère) : en guise d'antiseptique, faites un mélange d'1/3 de CALENDULA avec 2/3 d'eau (afin de réduire le degré alcoolique, pour ne pas piquer).

STAPHYSAGRIA 7 CH ou 9 CH : en cas de coupure par objets tranchants (couteau...), prenez par voie orale 3 granules 3 fois par jour pendant 48 heures.

LEDUM PALUSTRE 7 CH : en cas de blessure par objets pointus (clou), prenez 3 granules 3 fois par jour pendant 2 à 3 jours.

Saignements

Saignement de nez

Jus de citron, vinaigre de cidre : introduisez un coton imbibé de jus de citron dans la narine. Penchez la tête légèrement en avant ; ne vous allongez pas (restez assis).

Homéo +

MILLEFOLIUM 7 CH : prenez 3 granules toutes les demi-heures, en espaçant dès amélioration.

Saignements (plaies)

Huile essentielle de géranium rosat (*Pelargonium roseum*) : déposez quelques gouttes d'huile essentielle sur une petite compresse et appliquez celle-ci directement sur le saignement. Recouvrez d'un film étirable et laissez poser 12 heures. Cette huile essentielle agit en deux temps : le saignement semble d'abord s'accentuer (ceci permet l'élimination des microbes), puis l'action coagulante se manifeste, alliée à une activation de la cicatrisation.

Argile verte : lorsque la plaie saigne abondamment, posez une gaze sur la plaie puis appliquez une couche épaisse d'argile verte recouverte d'une compresse humide. L'action hémostatique de l'argile est spectaculaire !

Brûlures du premier et second degré

Avant toute intervention, rappelons la règle des trois 15 : faites couler de l'eau à 15 °C (eau froide, mais non glaciale) sur les 15 cm en amont de la zone brûlée pendant 15 minutes. Cette opération indispensable empêche la progression de la brûlure. Puis, séchez délicatement.

Huile essentielle de lavande aspic (*Lavandula spica*) : appliquez aussitôt 2 à 5 gouttes (suivant l'étendue) d'huile essentielle de lavande aspic pure (ou diluée à 50 % dans de l'huile de millepertuis, du miel ou du gel d'*Aloe vera*), 3 fois par jour jusqu'à la guérison.

Attention ! Toute brûlure étendue ou du second degré doit faire l'objet d'un suivi médical.

En cas de brûlure dans la bouche, badigeonner les muqueuses avec 1 cuillerée à café d'huile d'olive dans laquelle ont été mélangées 2 gouttes d'huile essentielle de **lavande vraie**.

Homéo +

CANTHARIS 9 CH : en cas de brûlure du 2e degré avec cloques, prenez 3 granules toutes les heures à espacer dès amélioration. Ce remède soulage également la cystite "brûlante".

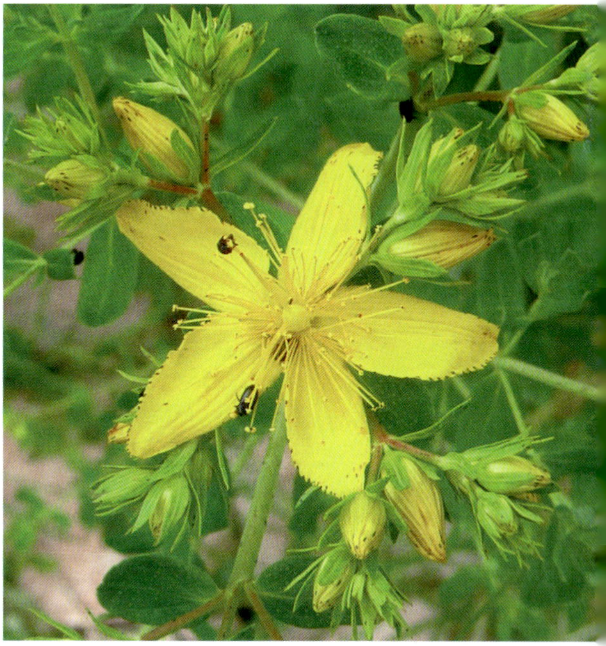

Millepertuis

Bleus, contusions, hématomes

Posez des glaçons, dans une compresse, sur la zone endolorie (ou un sachet de produit surgelé !) Le froid contracte les petits vaisseaux en empêchant la diffusion et l'accumulation du sang.

Arnica : appliquez de la pommade ou du gel d'arnica 3 fois par jour, mais seulement s'il n'y a pas de plaie. L'arnica est la plante de tous les chocs, des bleus et des contusions car elle diminue les hématomes.

Huile essentielle d'immortelle (*Helichrysum italicum*) : remarquablement efficace sur tous les hématomes (avec ou sans plaie) : appliquez 1 à 3 gouttes d'huile essentielle pure (sauf autour de l'œil), 3 à 5 fois par jour.

Homéo +

ARNICA 9 CH : prenez par voie orale 1 dose le plus tôt possible après le choc.

LEDUM PALUSTRE 7 CH : en cas d'œil au beurre noir, prendre 3 granules, 3 à 4 fois par jour pendant 2 à 3 jours.

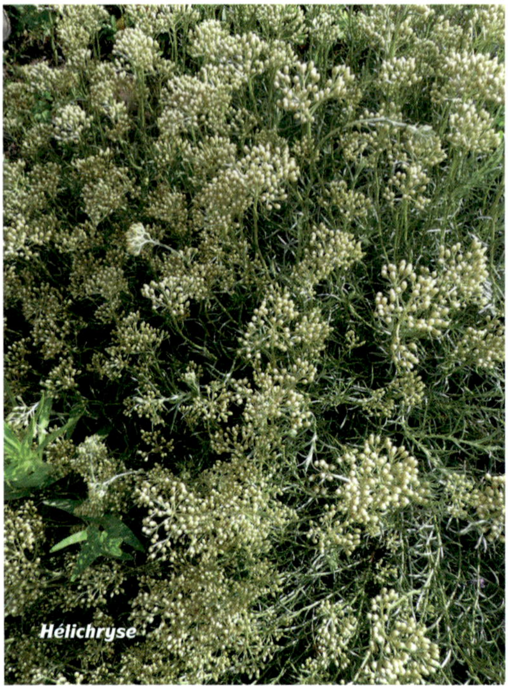

Hélichryse

Douleurs des situations d'urgence (doigts coincés, écrasés, névralgie, entorse, choc...)

Huile essentielle de menthe poivrée : elle excelle dans l'urgence. Elle apaise immédiatement la douleur qu'elle anesthésie grâce à son effet réfrigérant. Appliquez aussitôt 1 à 3 gouttes d'huile essentielle pure de menthe poivrée sur l'endroit concerné et uniquement sur une petite zone, en faisant pénétrer délicatement, 1 à 3 fois par jour.

Pour des applications plus fréquentes, il est alors nécessaire de diluer les gouttes d'huile essentielle de menthe (dans une huile végétale), mais sans en augmenter le nombre final (maximum 9 gouttes).

En cas de doigt meurtri, immobilisez-le contre le doigt le plus proche à l'aide d'un sparadrap pour le protéger.

Homéo +

HYPERICUM PERFORATUM 30 CH : très efficace pour les douleurs insupportables des régions très riches en nerfs : névralgies faciales ou dentaires, doigts et orteils écrasés, ongles arrachés, sciatique... Prenez 3 granules 2 à 3 fois par jour

Rage de dent

Huile essentielle de girofle : appliquez 1 à 2 gouttes d'huile essentielle de girofle (mélangée à 10 gouttes d'huile végétale pour les personnes sensibles) à l'aide d'un coton-tige, autour des dents douloureuses (ou dans la carie), 2 à 3 fois par jour.

Attention : toute douleur dentaire doit faire l'objet d'une visite chez le dentiste car une infection mal soignée peut avoir des conséquences graves sur l'organisme (problèmes infectieux, cardiaques, rénaux...)

Intoxications accidentelles

Charbon végétal : en cas d'ingestion d'un poison (champignon ou partie de plante toxique...), administrez du charbon actif le plus vite possible après l'accord du médecin (ou du centre antipoison) pour amorcer la décontamination digestive. On préconise en général une dose de charbon 10 fois supérieure à la quantité de toxique avalé. En cas de doute, faites prendre 50 g de poudre de charbon pour un adulte et l'équivalent de 1 g de poudre par kilo de poids pour un enfant (exemple : 30 g pour un enfant de 30 kg).

Huile d'olive : en cas d'ingestion accidentelle d'huile essentielle, ne faites pas vomir mais faites avaler aussitôt 3 à 4 cuillerées à soupe d'huile d'olive (ou d'une autre huile végétale). Ceci permet de diluer l'huile essentielle (inutile de faire boire de l'eau car les huiles essentielles ne sont pas solubles), puis administrez 10 à 20 g de charbon végétal (ou l'équivalent de 10 fois le poids de l'huile essentielle ingérée) pour ses qualités d'adsorption. Il faut ensuite prendre contact avec le centre antipoison (ou le 15).

Crise d'angoisse, choc émotionnel

Rescue (fleur de Bach) : mettez 2 à 3 gouttes du *Rescue remedy* dans la bouche en les gardant un moment, avant d'avaler. En cas de besoin, renouvelez l'administration un quart d'heure plus tard, puis 2 à 3 fois dans la journée.

Huile essentielle de lavande officinale ("vraie") : massez le plexus solaire et la face interne des poignets avec 1 à 2 gouttes d'huile essentielle pure en renouvelant l'application 1 à 2 heures après si nécessaire.

Homéo +

ARNICA 30 CH (1 dose) : pour aider à surmonter un choc intense (perte d'un être cher).

Évanouissement, malaises

Huile essentielle de menthe poivrée : faites respirer l'huile essentielle en mettant le flacon ouvert sous le nez de la personne (en faisant attention aux yeux). Cette astuce sert également en cas de fatigue, de baisse de concentration ou de vigilance et même pour le décalage horaire !

Nausées

Huiles essentielles de menthe poivrée et de citron : mélangez à parts égales les huiles essentielles de menthe poivrée et de citron, puis déposez 1 à 2 gouttes du mélange sur 1/2 morceau de sucre, à laisser fondre dans la bouche. Renouvelez si besoin sans dépasser 6 gouttes au total.

Homéo +

IPECA 7 CH ou 9 CH : en cas de vomissements associés, prenez 3 granules toutes les heures, à espacer dès amélioration.

NUX VOMICA 5 CH à 9CH : en cas d'indigestion (après un bon repas) ou de "gueule de bois", prenez 3 granules toutes les heures (2 ou 3 prises suffisent).

Spasmes douloureux

Huile essentielle de lavande officinale/vraie : déposez 2 gouttes d'huile essentielle de lavande pure ou diluée sur la zone douloureuse (ventre, bas-ventre...) puis massez doucement, 3 à 4 fois par jour.

Camomille : buvez 2 à 3 tasses d'infusion au moment des douleurs ; localement, vous pouvez aussi utiliser de l'huile essentielle de camomille en la mélangeant avec celle de lavande vraie pure ou diluée (2 gouttes de chaque, 3 fois par jour).

Homéo +

COLOCYNTHIS 7 CH ou 9 CH : indiqué en cas de crampes, spasmes, douleurs des règles, douleurs violentes des coliques (hépatiques, néphrétiques...).

Prendre 3 granules toutes les heures (ou toutes les 2 heures en cas d'association).

Info +

Ce remède, efficace sur les douleurs atténuées lorsqu'on se plie en deux, est souvent associé, en alternance, avec MAGNESIA PHOSPHORICA 9 CH.

Les trousses spécifiques

SÉJOUR À LA MER

Soins après-soleil

Lors d'exposition prolongée au soleil, un soin réparateur réhydrate et apaise la peau. L'huile d'olive, le gel d'*Aloe vera*, l'huile ou la crème au calendula remplissent très bien cette fonction d'après-soleil.

Coups de soleil

Gel d'*Aloe vera* : après avoir rincé la peau (avec du sérum physiologique ou un mélange vinaigre de cidre/eau), appliquez sur la peau rougie une mince couche de gel en renouvelant ce soin 2 à 3 fois par jour.

Huile essentielle de lavande aspic : en cas de coup de soleil intense, appliquez directement sur la zone, 2 à 3 gouttes d'huile essentielle pures, 3 à 4 fois par jour (ou mélangez-les au gel précédent). Voir aussi la trousse "premiers soins", rubrique "brûlures" page 89.

Conseils clés

En vacances au soleil, l'air sec et chaud accentue les pertes en eau de notre organisme. Pour se préserver des désagréments, quelques règles simples suffisent : porter des vêtements couvrants amples et clairs (bébés et enfants), chapeau et lunettes de soleil, appliquez régulièrement une protection solaire (waterproof) d'indice élevé, boire suffisamment d'eau (au moins 2 litres par jour). En plus de vos produits naturels, prévoyez des pansements résistants à l'eau et des unidoses de sérum physiologique pour nettoyer les yeux.

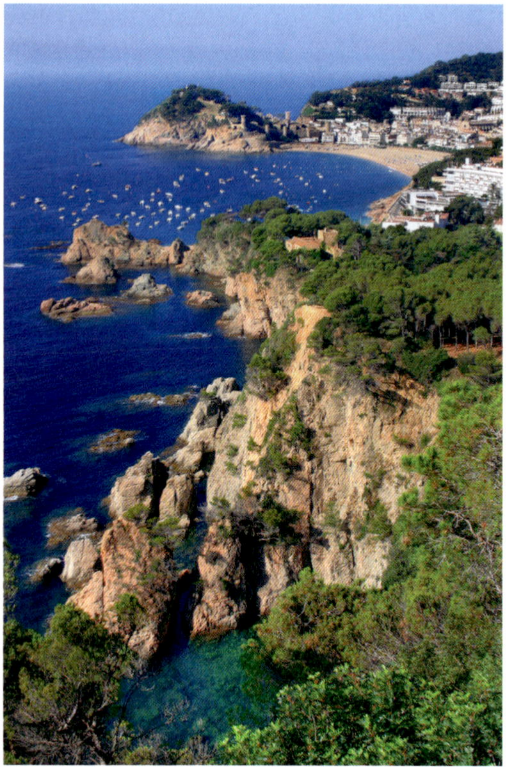

Coup de chaleur, insolation

Mettez la personne au repos et à l'ombre. Appliquez des compresses imbibées d'eau froide (mais non glaciale) sur le visage (front, tempes). Le bain d'eau fraîche des avant-bras ou des pieds permet un rafraîchissement plus rapide. Les boissons fraîches (mais non glaciales) sont également conseillées (à base de menthe, d'hibiscus...).

Homéo +

En fonction des symptômes, on donnera 3 à 4 granules des souches suivantes, tous les quarts d'heure en espaçant les prises dès amélioration :

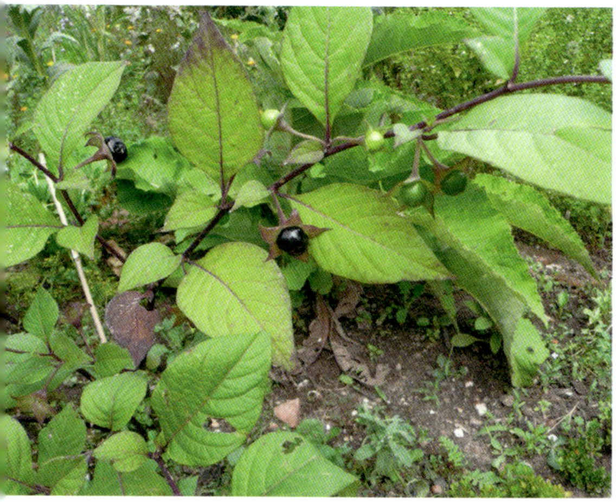

La belladone donne le remède homéopathique BELLADONA

BELLADONA 9 CH : en cas de visage rouge écarlate, sueurs et soif intense.

GLONOÏNUM 5 CH ou 7 CH : en cas de battements intenses au niveau du cou et d'une amélioration par le frais. En cas de violent mal de tête, de somnolence et d'absence de soif, donner, en attendant le médecin, 1 dose d'APIS 30 CH.

Déshydratation

En été, les apports en eau doivent être augmentés. Boire régulièrement (de l'eau !) évite la déshydratation et les désagréables infections urinaires fréquentes en été.

Miel et vinaigre de cidre : si le mal est fait (transpiration excessive, diarrhée, fatigue après exposition solaire prolongée...), il faut parer à la perte en eau et minéraux. Buvez 250 ml d'eau tiède ou chaude dans laquelle vous mélangez 1 cuillerée à café de miel et 2 cuillerées à café de vinaigre de cidre.

Prévention de l'allergie solaire

Mieux vaut opter pour un traitement préventif homéopathique. En effet, la plupart des compléments alimentaires proposés pour prévenir l'allergie solaire sont à base de vitamines et minéraux de synthèse (et non d'origine naturelle). Ce traitement très efficace doit être commencé 15 jours avant le départ au soleil et poursuivi au moins les 8 premiers jours du séjour:

NATRUM MURIATICUM 15 CH : prenez une dose les 15e et 8e jours avant le départ, puis le 1er et 8e jour du séjour.

APIS MELIFICA 15 CH : prenez 4 granules le matin, les 8 premiers jours du séjour.

POUMON HISTAMINE 15 CH : prenez 4 granules le soir, les 8 premiers jours du séjour.

Piqûres de méduse

Les filaments urticants des méduses libèrent du venin au contact de la peau en provoquant un œdème brûlant accompagné parfois d'une sensation de malaise (nausées et angoisse).

Vinaigre de cidre : il est idéal pour rincer la peau car son acidité neutralise les substances responsables des lésions. À défaut, rincez abondamment à l'eau de mer (surtout pas à l'eau douce qui ferait éclater les filaments urticants intacts !) puis saupoudrez de sable avant de retirer le reste des filaments à l'aide d'un "grattoir" plat (type carte bancaire).

Huile essentielle de lavande aspic : appliquez (immédiatement après le rinçage) 1 à 2 gouttes

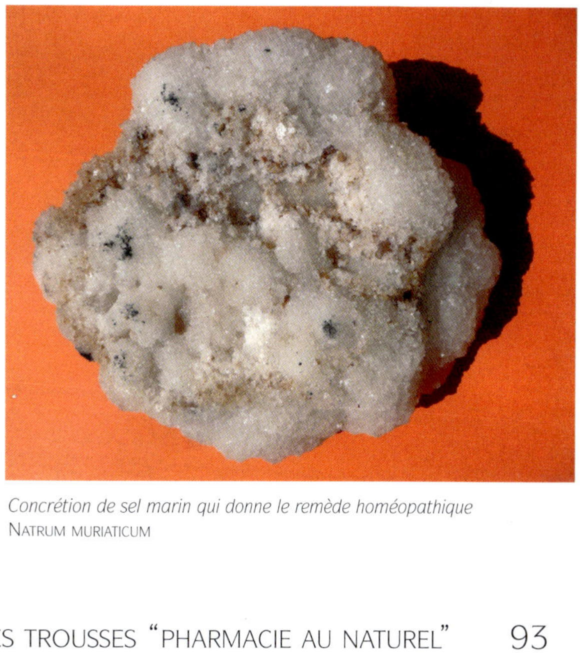

Concrétion de sel marin qui donne le remède homéopathique NATRUM MURIATICUM

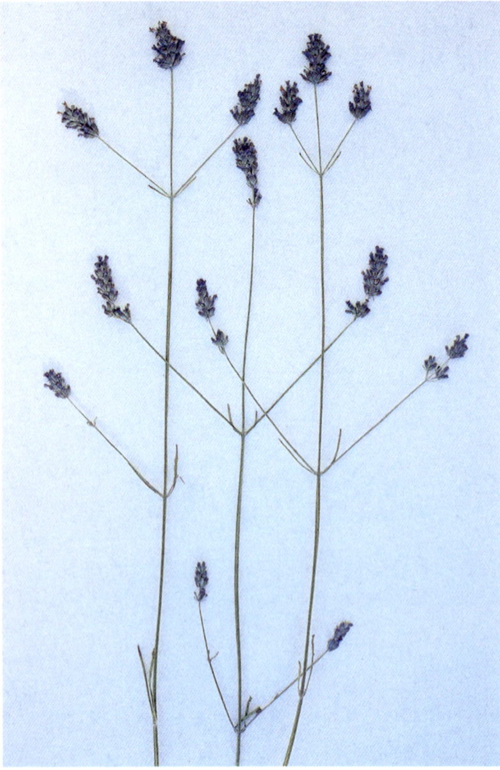

Lavande aspic (Lavandula spica)

d'huile essentielle pure et renouvelez 3 à 4 fois dans la demi-heure qui suit.

Piqûres de vive

Les douleurs engendrées par la piqûre des aiguillons venimeux des nageoires sont intenses et durables (la douleur entraîne parfois une perte de connaissance). Le venin de la vive est détruit par la chaleur. Le premier geste doit donc réaliser un choc thermique au niveau de la piqûre. Vous pouvez approcher (sans toucher la peau !) une cigarette allumée près de la lésion, pendant 1 à 2 minutes puis appliquer un glaçon : la douleur disparaît aussitôt.

Autre alternative : remplacez la cigarette par un bain de pied prolongé très chaud jusqu'à disparition de la douleur.

Huile essentielle de lavande aspic : dans les deux cas, appliquez ensuite 1 à 2 gouttes d'huile essentielle pure et renouvelez 3 à 4 fois dans la demi-heure qui suit.

Piqûres d'oursin

Ici, pas de venin. Les lésions sont sans gravité mais douloureuses. Les piquants risquent de s'enkyster avec surinfection si on ne peut les extraire.

Argile verte : après désinfection, appliquez pendant 24 à 48 heures une couche très épaisse d'argile verte maintenue humide. Ce pansement attendrit la peau et permet, ensuite, de retirer les piquants beaucoup plus facilement à l'aide d'une pince à épiler (ou à écharde). Terminez en lotionnant un désinfectant.

Herpès labial

Huiles essentielles de ravintsara, lavande aspic et *tea tree* : appliquez sur les vésicules, à l'aide d'un coton-tige, 1 goutte du mélange de ces huiles essentielles, 4 à 5 fois par jour pendant 3 à 4 jours, en jetant le coton tige après chaque utilisation !

Homéo +

VACCINOTOXINUM 9 CH et RHUS TOXICODENDRON 9 CH : prenez 3 granules des remèdes, en alternance, toutes les heures, en espaçant dès amélioration.

SÉJOUR À LA MONTAGNE

Hydratation des pieds et des mains

Les pieds et les mains, soumis à rude épreuve, ont besoin de toute votre attention. Massés matin et soir, dans les semaines qui précèdent le séjour avec une crème ou une huile nourrissante, ils seront dans les meilleures conditions pour résister aux crevasses ou aux ampoules.

Ampoules

Les ampoules sont la conséquence de chaussures ou chaussettes mal adaptées (mettez-les à l'envers, coutures vers l'extérieur !). Le pied respire mal et n'arrive pas à évacuer la chaleur produite en excès.

En prévention : poudrez, à la manière d'un talc, les zones de frottements avec de l'argile ultra-ventilée blanche ou verte. Ceci évitera l'échauffement. En cas de pieds très sensibles, entourez vos pieds de sparadrap de grande largeur (talon, dessus des orteils...) avant d'enfiler des chaussettes en coton très confortables.

Si le mal est fait et que vous ne disposez pas de pansement spécifique, hydrocolloïde (en pharmacie) : idéalement, une ampoule ne doit pas être percée, mais si celle-ci est trop grosse et douloureuse, percez-la en passant à travers elle une aiguille (stérilisée) munie d'un fil. Laissez le fil en place pour permettre l'écoulement du liquide contenu dans l'ampoule. Vous retirerez le fil un peu plus tard, lorsque toute la sérosité sera écoulée.

Huiles essentielles de lavande officinale/vraie et de géranium rosat : appliquez immédiatement sur l'ampoule, percée ou non, une compresse imbibée du mélange de ces deux huiles essentielles diluées (voir "Démangeaisons" dans la trousse "Séjour à la campagne" page 101) puis couvrez d'un pansement. Ce mélange désinfecte et active la cicatrisation. Renouvelez le pansement 2 fois par jour.

Homéo +

CANTHARIS 5 CH : prenez 3 granules toutes les 3 heures, à espacer dès amélioration.

Crevasses, gerçures

Souvent dues au froid, les fissures douloureuses des crevasses et gerçures s'observent aussi à la chaleur sèche !

La prévention reste le meilleur traitement : appliquez régulièrement sur les zones exposées une huile végétale (olive, amande douce, avocat...) ou une crème (calendula) riche.

Huile de ricin, glycérine végétale : ces deux liquides sirupeux soulagent rapidement les lèvres gercées.

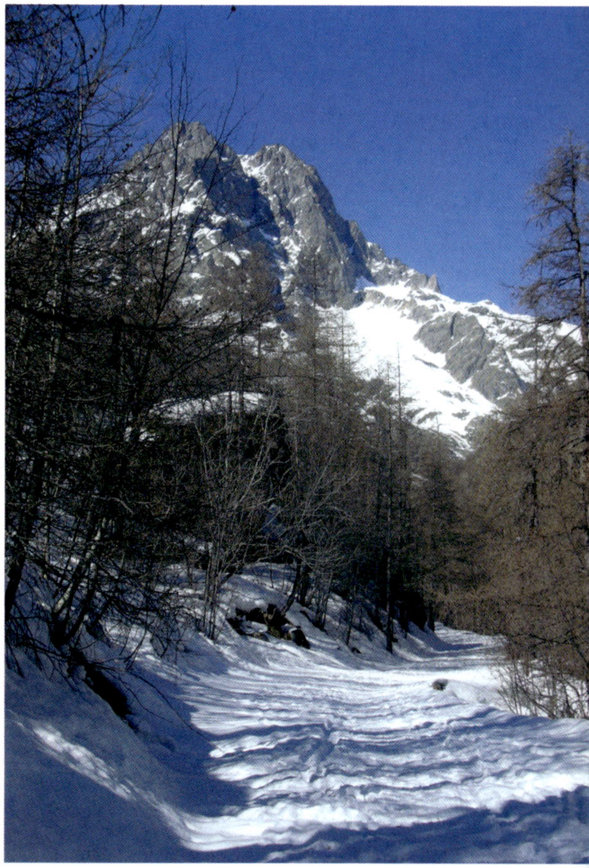

Conseils clés

Hiver ou été, les désagréments rencontrés au cours d'un séjour à la montage sont multiples : ampoules, gerçures, douleurs traumatiques... Mais si les solutions naturelles pour y remédier existent, elles ne vous dispensent pas de vous munir aussi des autres produits indispensables tels que lunettes de soleil, crème solaire de très haute protection, collyre apaisant, pansements hydrocolloïdes, bandes de maintien ou même couverture de survie. Pensez également à emporter avec vous quelques fruits secs et du miel afin de restituer les réserves de sucre lors d'un effort physique intense.

Huiles essentielles de lavande officinale/vraie et de ciste (*Cistus ladaniferus*) : mélangez 10 gouttes de chaque huile essentielle dans 30 g de gel d'*Aloe vera* ou de miel (ou encore de beurre de karité, d'huile d'olive, de glycérine végétale...). Enduisez et massez délicatement les parties gercées avec cette préparation, matin et soir jusqu'à la guérison.

Engelures

Là encore, la prévention est primordiale puisque leur apparition aux extrémités est liée à une circulation sanguine déficiente. Pour les éviter, portez des gants et des chaussettes chaudes. Si besoin, faites une cure de plantes veinotoniques (ginkgo, vigne rouge...) dès les premiers froids.

Vinaigre de cidre : dans un grand bol d'eau tiède, mélangez 2 cuillerées à soupe de vinaigre de cidre avec 1 cuillerée à soupe de gros sel. Laissez tremper vos doigts (ou les orteils) 10 à 15 minutes. Séchez soigneusement, puis massez longuement les parties lésées avec de l'huile d'olive tiédie.

PRÉPARATION

Baume à lèvres préventif et curatif

5 g de cire d'abeille
15 ml d'huile de ricin
10 ml d'huile de jojoba
1/2 cuillerée à café de miel liquide
3 gouttes d'huile essentielle de rose
(ou de géranium)

Dans un récipient, faites fondre au bain-marie (ou au-dessus de l'eau frémissante), la cire d'abeille avec les huiles et le miel.
Mélangez jusqu'à ce que la cire soit fondue puis retirez de la chaleur.
Terminez en ajoutant l'huile essentielle.
Mélangez et remplissez aussitôt un petit pot à couvercle (le baume se conserve 6 mois).

Huile de calophylle (*Calophyllum inophyllum*) : cette huile végétale originaire de Madagascar, est anti-inflammatoire, régénérante et stimulante de la circulation. Mélangez 3 gouttes d'huile essentielle de poivre noir, 4 gouttes d'hélichryse et 4 gouttes d'huile essentielle de citron dans 30 ml d'huile de calophylle. Massez les parties atteintes 2 à 3 fois par jour (vous pouvez remplacer la calophylle par de l'huile d'olive ou de la crème au calendula).

Refroidissement

Préparation d'un vin chaud thérapeutique : (pour les enfants, remplacez le vin par du jus de raisin). Mettez 30 g de cannelle concassée et 30 g de sucre roux dans 1/2 litre de bon vin rouge. Faites chauffer l'ensemble à feu vif, mais sans faire bouillir. Au premier frémissement, retirez hors du feu et laissez infuser 10 à 15 minutes avant de filtrer. Buvez très chaud 3 tasses par jour pendant 3 jours ou simplement 1 tasse pour vous réchauffer après une journée froide et humide.

La recette peut varier à volonté en diminuant la dose de cannelle (moins de 10 g) et en incorporant d'autres ingrédients aromatiques : gingembre, clous de girofle, tranches de citron... de façon à profiter d'un vin chaud simplement convivial.

Transpiration excessive des pieds

La transpiration excessive des pieds peut être à l'origine des mycoses. Mieux vaut faire le nécessaire, sans attendre !

Acide borique : versez le soir dans chaque chaussure 1/2 cuillerée à café d'acide borique en répartissant la poudre de façon homogène. Le lendemain matin, remettez vos chaussures sans enlever la poudre. Renouvelez l'application dès que l'odeur réapparaît.

Huiles essentielles de cyprès (*Cupressus sempervirens*) et de citron : mélangez 5 gouttes de chaque huile essentielle (diluées dans un dispersant pour bain) dans une bassine d'eau tiède. Faites un bain de pieds de 10 minutes, tous les soirs, puis 2 fois par semaine. **Variante :** bain de pieds au thé. **Autre alternative :** mélangez 2 gouttes de chaque huile essentielle dans une quantité d'huile végétale suffisante, en frictions sur les deux pieds, le soir avant le coucher.

Mycose, pied d'athlète

Le pied d'athlète est une mycose siégeant entre les orteils avec fissure, desquamation et démangeaison. Le traitement est souvent très long.

Vinaigre de cidre : tamponnez la lésion avec une compresse imbibée de vinaigre 2 fois par jour. Séchez très soigneusement au sèche-cheveux.

Huiles essentielles d'arbre à thé, de géranium rosat et de lavande aspic : appliquez 1 ou 2 gouttes du mélange (ou uniquement d'huile essentielle d'arbre à thé) en massant doucement matin et soir jusqu'à la guérison, en poursuivant ensuite 1 semaine à raison d'1 application par jour.

Autres soins : application de miel et de purée d'ail.

Préparation

Poudre anti-mycosique et anti-transpirante

Dans un pot en verre à large ouverture et doté d'un couvercle à vis, mettez 4 cuillerées à soupe bombées de talc (ou de farine de riz, de maïs ou d'argile ultraventilée), puis ajoutez les huiles essentielles suivantes :

20 gouttes de cyprès
12 gouttes d'arbre à thé
12 gouttes de palmarosa (*Cymbopogon winterianus*)
15 gouttes de géranium rosat

Fermez le pot et agitez plusieurs fois dans la journée. Attendez 24 heures avant utilisation sur les pieds ou dans les chaussures.

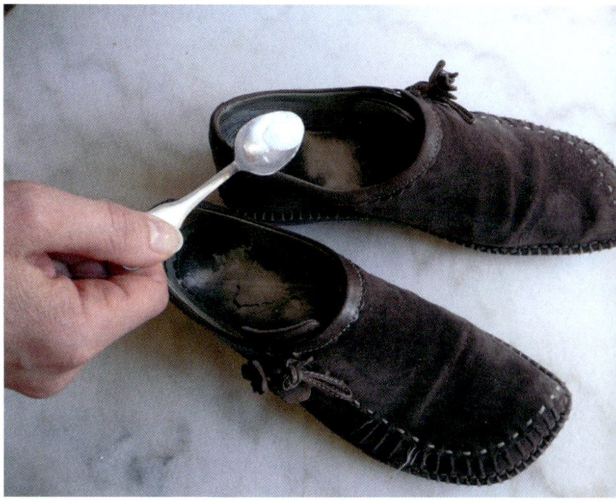

Saupoudrage d'acide borique contre la transpiration excessive

Mal des montagnes

Dû à un défaut d'oxygénation du cerveau, le mal d'altitude se manifeste par des céphalées, vertiges, nausées, fatigue, insomnie...
En attendant l'avis médical, l'homéopathie est une réponse intéressante. COCA 9 CH : prenez 5 granules 3 fois par jour.

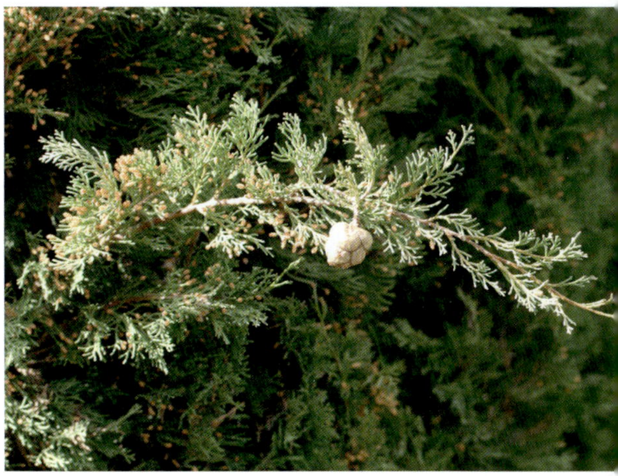

Cyprès toujours vert (Cupressus sempervirens)

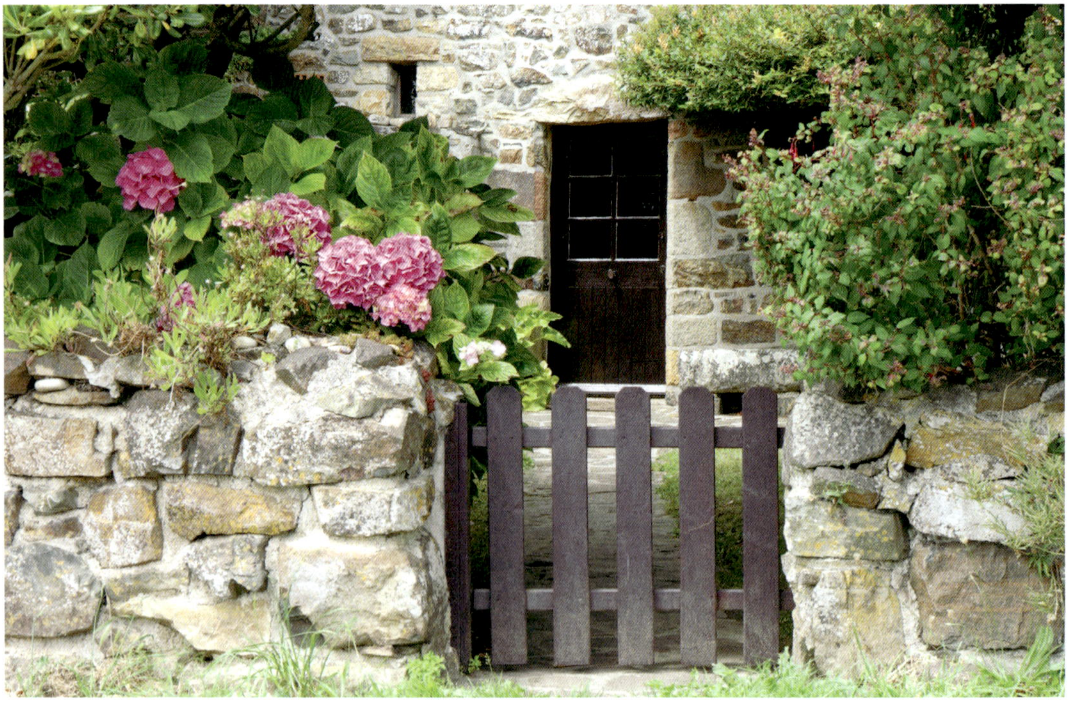

Conseils clés

À la campagne, les principaux risques sont les piqûres ou les morsures d'insectes et les réactions allergiques.

Pour les bébés ou les jeunes enfants, la mise en place d'une moustiquaire assure la meilleure protection. Il est recommandé de se munir d'une pompe à venin (type Venimex).

Avant le départ, il est utile de faire le point sur sa vaccination antitétanique.

Si vous êtes allergique, n'oubliez pas d'emporter avec vous le kit d'urgence (adrénaline injectable).

En cas d'allergie aux pollens prévoyez aussi un collyre et un spray nasal décongestionnant.

SÉJOUR À LA CAMPAGNE

Piqûres d'insectes

Traitement préventif

L'usage de répulsifs est la stratégie de prévention indispensable. Bien conduite, elle évite de nombreux désagréments ! La solution naturelle la plus efficace consiste en une association d'huiles essentielles dont l'odeur repousse les moustiques et autres insectes. D'autre part, quelques précautions de base sont à rappeler : les frelons et les abeilles sont attirés par les sucreries (attention aux enfants) mais ne piquent que s'ils se sentent agressés.

Huiles essentielles de géranium rosat (*Pelargonium roseum*), de citronnelle de Ceylan (*Cymbopogon nardus*) et d'eucalyptus citronné (*Eucalyptus citriodora*) : avant le départ, préparez le mélange de ces huiles essentielles à parts égales. Quelques gouttes du mélange pur peuvent être déposées sur les vêtements (revers de col, bas de pantalons…) ou sur un mouchoir gardé à proximité.

La deuxième solution consiste à élaborer une huile répulsive avec laquelle vous enduirez les parties exposées (bras, jambes…), en renouvelant l'application toutes les 4 à 6 heures.

Huile répulsive : dans un flacon de 60 ml, versez 70 gouttes de chaque huile essentielle (géranium rosat, citronnelle et eucalyptus citronné ou globuleux) et complétez avec une huile végétale non grasse (macadamia, noisette, sésame), puis agitez l'ensemble. Si vous préférez la texture du gel, remplacez l'huile végétale par une quantité équivalente de gel à l'*Aloe vera* !

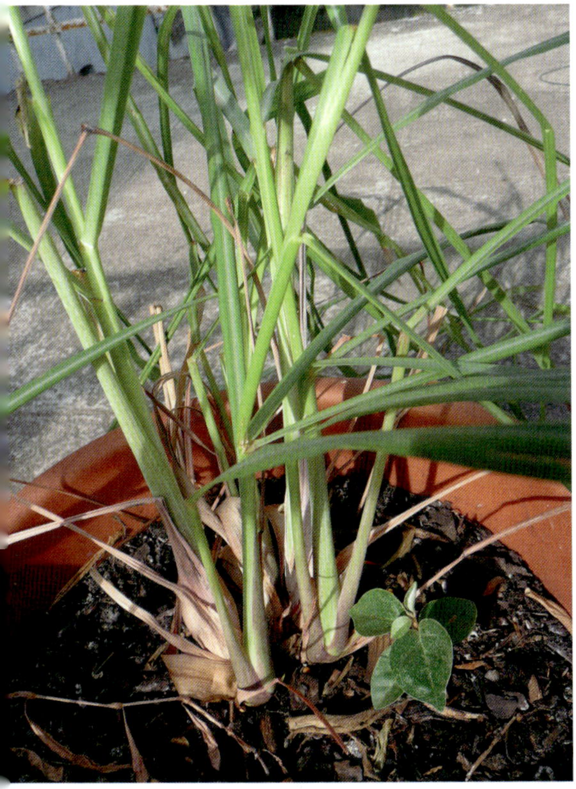

La citronnelle, plante répulsive des moustiques par excellence

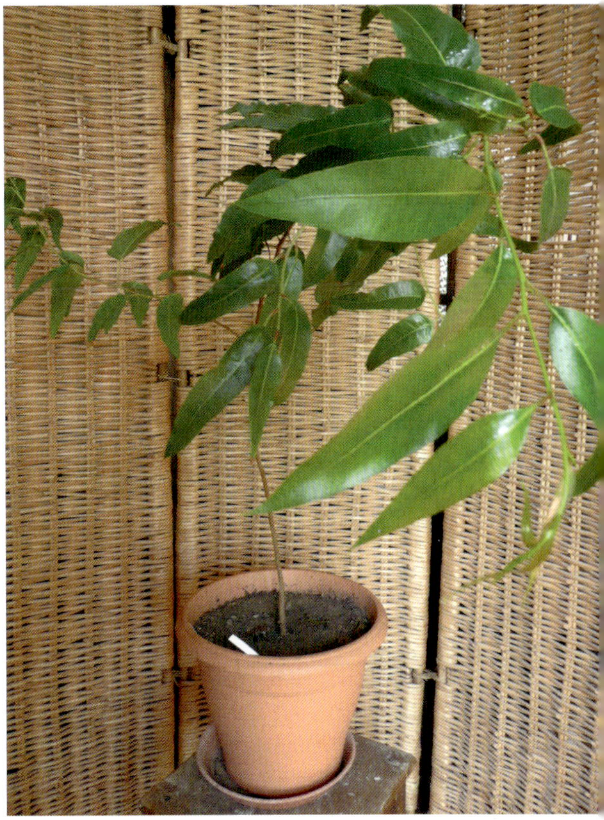

Petit eucalyptus citriodora

Homéo +

LEDUM PALUSTRE 5 CH : prenez 3 granules matin et soir pendant toute la durée du séjour en région infestée.

Traitement curatif

Moustiques, araignées, fourmis, aoûtats, puce, taons…

En métropole, les piqûres de moustiques sont inoffensives car ils ne véhiculent pas de maladies. De même, les piqûres de puces, fourmis, aoûtats, araignées, taons ne présentent généralement pas de danger. Elles occasionnent en revanche, selon les insectes, des démangeaisons intenses, douleurs et gonflements. Elles doivent être systématiquement désinfectées pour éviter la surinfection (surtout chez les enfants).

En cas de réaction généralisée (difficulté à respirer, à avaler, plaques rouges...), il convient d'appeler le service médical d'urgence.

Premier geste : neutraliser le venin des insectes par la chaleur, en immergeant (ou en tamponnant) les piqûres dans de l'eau très chaude (ou en utilisant un sèche-cheveux). Ensuite, plusieurs solutions s'offrent à vous.

Teinture mère de calendula : mélangez une dizaine de gouttes de calendula dans un peu d'eau pour désinfecter et apaiser les piqûres.

Vinaigre de cidre : tamponnez la peau avec du vinaigre non dilué (chaud de préférence).

Huile essentielle de lavande aspic : appliquez 1 à 2 gouttes pures sur la piqûre en tapotant pour faire pénétrer et répétez toutes les 5 à 10 minutes jusqu'à l'apaisement. Cette huile essentielle utilisée en première intention donne souvent des résultats spectaculaires. Vous pouvez aussi remplacer l'huile essentielle de lavande par le mélange (non dilué) des huiles essentielles répulsives précédentes.

Huile essentielle de menthe poivrée : lorsque la piqûre est très douloureuse ou la démangeaison trop intense, ajoutez au traitement une goutte d'huile essentielle de menthe au moment de l'application.

Abeilles, guêpes, frelons

Attention à la personne sensibilisée chez qui une simple piqûre entraîne un choc anaphylactique pouvant être mortel. L'appel des secours d'urgence est impératif car tout se joue en une vingtaine de minutes ! Toute piqûre à la gorge nécessite une consultation médicale.

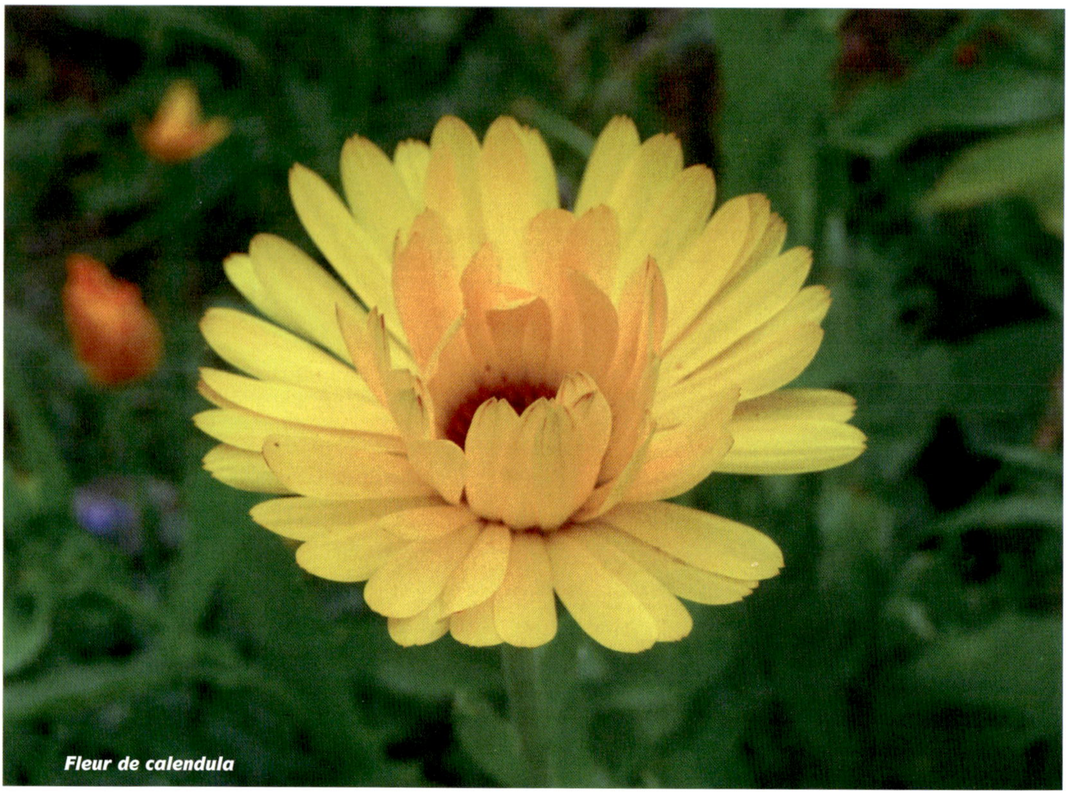

Fleur de calendula

Ces insectes inoculent un venin par l'intermédiaire de leur dard. Il est d'usage d'indiquer l'équivalence d'une piqûre de frelon à 30 piqûres de guêpes et 125 piqûres d'abeilles ! Dans le cas d'une piqûre simple (abeille ou guêpe) :

- Éliminez une partie du venin à l'aide d'une pompe à venin.
- Détruire le reste du venin par la chaleur (voir ci-dessus).
- Retirez le dard avec une pince à épiler (ou à écharde) et désinfectez la lésion.

Huile essentielle de lavande aspic : appliquez suivant le même protocole que précédemment.

Homéo +

APIS MELIFICA 9 CH : en cas de piqûres d'abeille, prenez 3 granules 5 à 6 fois par jour.

VESPA CRABO 9 CH : en cas de piqûre de guêpe, prenez 3 granules 5 à 6 fois par jour.

Scorpions, scolopendres

Même procédure que pour les piqûres d'abeille.

Tiques

Dans les régions infestées, mieux vaut s'enduire de répulsifs (voir page 99). La tique transmet à l'homme des maladies infectieuses (maladie de Lyme et encéphalites). Pour éviter ce risque, elle doit impérativement être retirée dans les 24 heures.

Ce qu'il ne faut pas faire : essayer de la retirer en l'asphyxiant à l'aide d'éther ou d'huile ou bien avec une pince à épiler. La tique, se sentant agressée, peut régurgiter des parasites.

Ce qu'il faut faire : utiliser un tire-tique (en pharmacie), petit crochet en forme de pied-de-biche qui permet de retirer sans difficulté la tique dans son entier. Placez le crochet sous le corps de la tique puis effectuez, à plat, 2 ou 3 rotations dans le sens opposé des aiguilles d'une montre. Terminez par une désinfection soigneuse.

En cas d'apparition d'une plaque rouge, parfois longtemps après, à l'endroit du point d'insertion de la tique, une consultation médicale s'impose.

Démangeaisons, urticaires

Certaines plantes (ortie, bouton d'or, euphorbe...) provoquent par contact des irritations et des démangeaisons. La plupart du temps sans gravité, elles disparaissent d'elles-mêmes assez rapidement, mais parfois, les symptômes intenses nécessitent un réconfort immédiat !

Vinaigre de cidre : appliquez des compresses imbibées sur les parties lésées puis laissez sécher à l'air.

Bicarbonate de sodium : mélangez le bicarbonate à la même quantité d'eau pour obtenir une pâte à étaler sur la peau. Laissez en contact une petite heure (en recouvrant de film étirable non serré) avant de rincer. Vous pouvez aussi baigner le membre atteint dans une bassine d'eau additionnée de 2 cuillerées à soupe de bicarbonate.

Huiles essentielles de lavande officinale/vraie et de géranium rosat : appliquez 2 ou 3 gouttes du mélange pur lorsque l'urticaire se limite à quelques "boutons", en renouvelant si nécessaire 3 à 4 fois jusqu'à l'apaisement. Si la zone atteinte est plus étendue, utilisez les huiles essentielles diluées en mélangeant dans un flacon de 60 ml 60 gouttes de chaque huile essentielle avec un complément d'huile végétale ou mieux, d'huile de calendula ou de gel d'*Aloe vera*.

Huile essentielle de menthe poivrée : en cas de démangeaison trop intense, ajoutez au traitement 1 goutte d'huile essentielle de menthe au moment de l'application (ou de l'huile essentielle de matricaire, intéressante plante anti-histaminique).

Plantain : si cette petite plante se trouve à votre proximité, n'hésitez pas à froisser énergiquement puis à malaxer ses feuilles avant de l'appliquer sur la peau. La démangeaison disparaîtra de façon surprenante !

Allergie aux pollens

Les rhinites allergiques (rhume des foins) se manifestent en fonction du calendrier de la dissémination des pollens. De nombreuses plantes sont incriminées (graminées, ambroisie...) mais aussi les arbres (aulne, bouleau, châtaignier, charme, etc.). **Premier geste :** bien nettoyer le nez avec du sérum physiologique, puis badigeon à l'huile d'olive (voir encadré)

Huile essentielle d'estragon : prenez 2 gouttes d'huile essentielle diluées dans du miel, d'huile d'olive (ou sur un demi sucre), 3 fois par jour, pendant 7 à 10 jours.

Homéo +

POUMON HISTAMINE 15 CH : prenez 3 granules matin et soir pendant une semaine.

Prévention de l'allergie aux pollens

Tous les jours, avant de sortir de chez vous, en commençant 2 mois avant la période critique, procédez à un lavage soigneux des fosses nasales avec du sérum physiologique, puis badigeonnez l'intérieur des narines avec un peu d'huile d'olive. Celle-ci provoque localement un effet barrière qui diminue le contact des allergènes (pollens) avec la muqueuse nasale. Ce geste tout simple limite les dégâts !

Homéo + : 1 mois avant la période à risque, prenez 1 dose par semaine de POLLENS 30 CH associé à une dose tous les 15 jours de POUMON HISTAMINE 15 CH. Le traitement de l'allergie récidivante nécessite une consultation médicale.

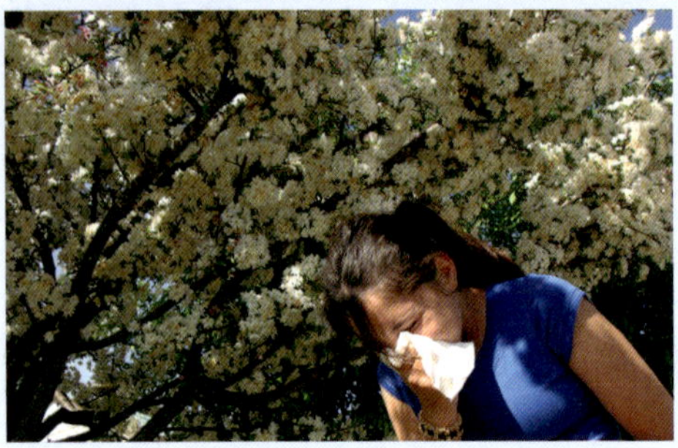

EN VOYAGE LOINTAIN

Mal des transports

Gingembre : 1 goutte d'huile essentielle sur 1/2 sucre ou 1 comprimé neutre, à laisser fondre dans la bouche sans dépasser 6 gouttes par jour. Ou bien, mâchez 1 morceau de gingembre frais ou confit.

Huiles essentielles de menthe poivrée et de citron : mélangez à parts égales les huiles essentielles de menthe poivrée et de citron, puis déposez 1 à 2 gouttes du mélange sur 1/2 morceau de sucre, à laisser fondre dans la bouche. Renouvelez si besoin sans dépasser 6 gouttes au total.

Autre solution : mâchez un quartier de citron ou quelques feuilles de basilic.

Conseils clés

Les produits naturels ont toute leur place dans la trousse à pharmacie exotique car ils remédient efficacement à de nombreux troubles tels la turista, qui touche volontiers plus de 7 vacanciers sur 10, ou la constipation, favorisée par le changement d'environnement... En revanche, les moustiques comptant parmi les plus redoutables vecteurs de maladie (paludisme, dengue, chikungunya...), il est recommandé de suivre un traitement préventif antipaludéen par voie orale et d'emporter des répulsifs de synthèse dans les zones à risque. Porter des vêtements couvrants (pantalons, manches longues) et imprégnés de répulsifs, dormir sous moustiquaire font également partie des bonnes consignes préventives. D'autre part, n'oubliez pas de prendre de quoi désinfecter (les coraux des mers du Sud sont très coupants) et protéger une plaie : compresses, bandelettes de suture. Enfin, il peut aussi être judicieux d'avoir des seringues et aiguilles à usage unique en cas de soins dans un pays aux structures sanitaires insuffisantes.

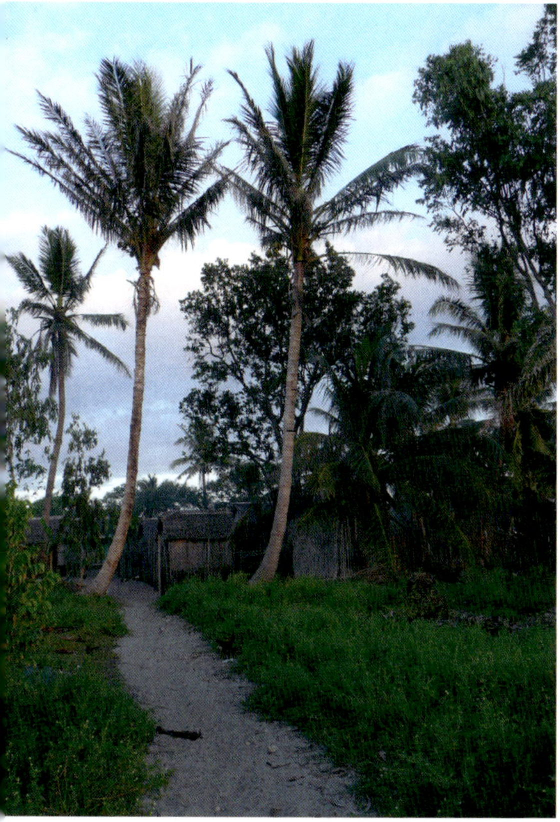

Homéo +

COCCULINE : ce remède homéopathique bien connu existe sous forme de doses ou de comprimés (en pharmacie), à commencer impérativement la veille du départ.

BORAX 15 CH : actif sur le mal de mer et d'avion, lorsqu'il y a tangage crée par les vagues ou les trous d'air.

Prévention de l'insuffisance veineuse des longs trajets

Il est maintenant systématiquement conseillé de porter des chaussettes ou des bas de contention pendant les voyages de plus de 4 heures afin d'éviter le risque de phlébite (voire une embolie pulmonaire dans le pire des cas) qui est favorisée par la stagnation du sang (jambes croisées) et la prise insuffisante d'eau.

Vigne rouge, hamamélis, marronnier d'Inde, mélilot : toutes ces plantes veinotoniques remarquables (elles renforcent les parois veineuses tout en diminuant l'œdème) devraient être prises préventivement, seules ou mélangées, 3 semaines avant le voyage, par voie orale (sous formes d'infusion, de teintures mères, de suspensions intégrales de plante fraîche ou de gélules).

Décalage horaire

Dès l'arrivée, exposez-vous aux rayons du soleil afin de permettre à l'organisme de "recaler" rapidement ses rythmes biologiques à l'heure locale.

Homéo +

CAPSICUM ANNUUM 15 CH : prenez 10 granules le jour et le lendemain du départ.

Troubles digestifs

Acidité gastrique ou brûlures d'estomac

Phénomène souvent dû aux excès ou changements alimentaires (nourriture trop riche, trop épicée, abus d'alcool...).

Argile verte : buvez 1/2 verre de "lait d'argile" (voir remède page 18), 1/2 heure avant chaque repas ou au moment de la douleur. L'argile tapisse et protège la muqueuse en favorisant la cicatrisation.

Amandes : une douzaine d'amandes, mâchées lentement, soulage l'acidité gastrique.

Autres solutions : bicarbonate de sodium (voir remède page 21), infusion de menthe poivrée...

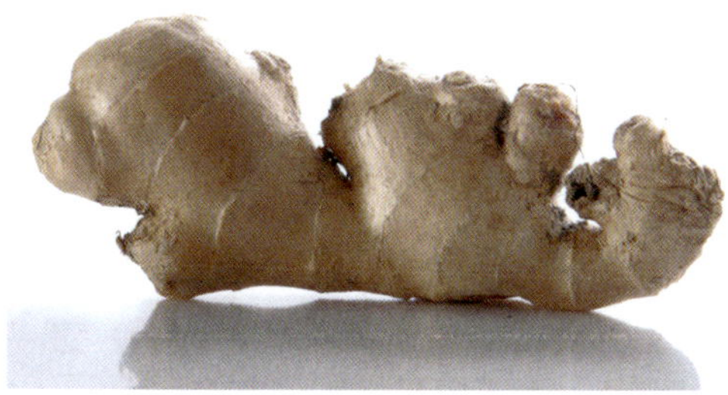

Rhizome de gingembre

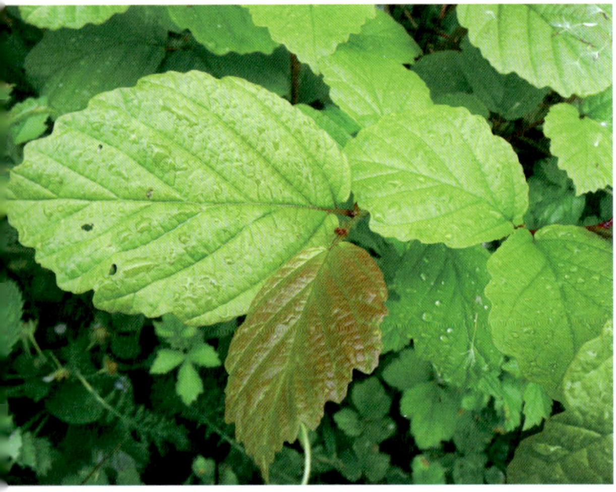

Feuilles d'hamamélis, plante veinotonique

Préparation

Émulsion spéciale "jambes lourdes"

Mélangez 50 ml d'huile végétale sèche (macadamia, noisette, sésame) avec 50 ml de gel d'*Aloe vera*. Ajoutez ensuite :
- 40 gouttes d'huile essentielle de cyprès (rameaux)
- 20 gouttes d'huile essentielle de lavandin
- 20 gouttes d'huile essentielle de genévrier (baies et rameaux)
- 20 gouttes d'huile essentielle de romarin, CT 1,8 cinéole

Agitez bien l'ensemble avant de conditionner dans un pot à fermeture bien hermétique. Appliquez l'émulsion sur les jambes en partant du bas vers le haut, 1 à 2 fois par jour ou durant un long trajet.

Digestion lente, lourdeurs d'estomac

Huiles essentielles de romarin (CT verbénone) et de citron : déposez 1 goutte de chaque huile essentielle sur 1/2 sucre (ou un peu de miel) 2 fois par jour, après les repas (vous pouvez remplacer l'huile essentielle de romarin par celle de gingembre).

Autres solutions : bicarbonate de sodium (1/2 cuillerée à café pour 1/2 verre d'eau), jus de citron, radis noir, infusions de romarin, menthe, fenouil, clous de girofle...

Homéo +

NUX VOMICA 7 CH ou 9 CH et ANTIMONIUM CRUDUM 7 CH : 3 granules de chaque en alternance 3 fois par jour.

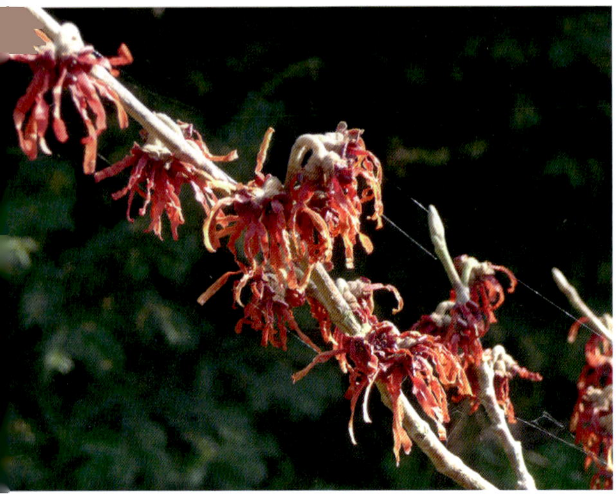

Fleurs d'hamamélis

Prévention de la turista

Appliquez ces règles hygiéno-diététiques de base : lavez-vous rigoureusement et fréquemment les mains (en se méfiant des torchons !), sélectionnez les aliments (attention aux fruits et légumes non pelés, glaces...), choisissez de l'eau de boisson en bouteille encapsulée.

Huiles essentielles de cannelle (écorce), de girofle (clou) et essence de citron (zeste) : prenez 2 gouttes de ce mélange 1 à 2 fois par jour, au milieu des repas, pendant toute la durée du séjour avec un maximum d'1 mois (au-delà, réduisez la dose de moitié).

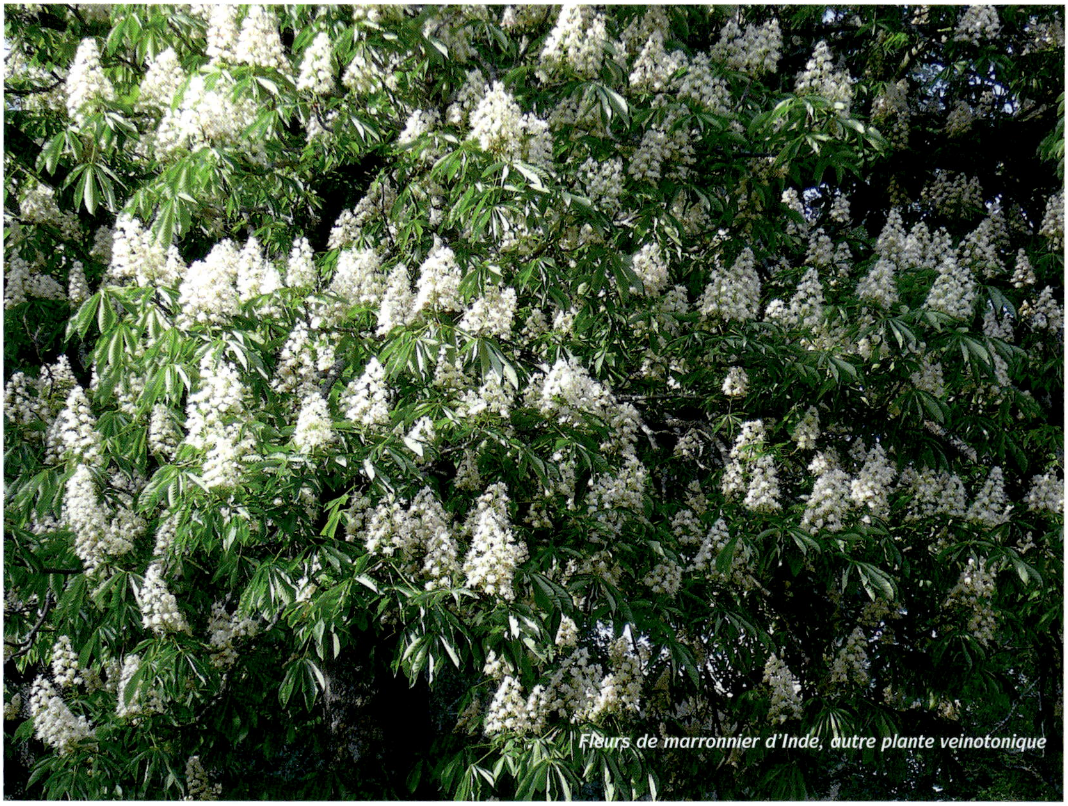

Fleurs de marronnier d'Inde, autre plante veinotonique

Probiotiques : ces bactéries lactiques vivantes stimulent la croissance de la flore intestinale de l'organisme. Ceci permet une résistance accrue aux micro-organismes pathogènes tout en stimulant l'immunité. En prévention, les probiotiques (disponibles en pharmacie ou magasins spécialisés) sont absorbés sous forme de sachets ou de gélules, pendant toute la durée du séjour.

Diarrhées, intoxication alimentaire

Les symptômes (diarrhées, nausées, vomissements) apparaissent brutalement et représentent la façon dont le corps élimine les substances toxiques. Le risque majeur étant la déshydratation, veillez à boire suffisamment (il existe des sachets de réhydratation spécifiques pour le bébé et l'enfant).

Eau de réhydratation (pour adulte) à préparer soi-même : dans 1 litre d'eau minérale ajoutez 6 cuillerées à café de sucre, 1 cuillerée à café de sel et le jus d'1 citron. À boire à volonté.

Charbon végétal activé : absorbez 1/2 cuillerée à café de charbon plusieurs fois par jour (ou en gélules)

Argile verte : buvez 3 verres de "lait d'argile" par jour (voir remède page 18).

Huiles essentielles de cannelle (écorce), de girofle (clou) et essence de citron (zeste) : prenez 2 gouttes du mélange 3 fois par jour, au milieu des repas, pendant 3 à 6 jours.

Attention : ce mélange d'huiles essentielles est irritant. Les gouttes doivent être diluées dans 20 gouttes d'huile végétale ou absorbées sur un comprimé neutre ou une gélule préalablement ouverte (de probiotiques, levure de bière, d'argile ou de charbon végétal...), avant d'être avalées, sans rester en bouche. D'autre part, ce mélange ne doit pas être utilisé chez l'enfant.

Homéo +

Les solutions sont multiples (suivant les modalités) avec des résultats surprenants :

CHINA RUBRA 9 CH : chaque fois qu'il y a perte abondante de liquide, avec fatigue, prenez 3 granules après chaque selle.

ARSENICUM ALBUM 7 CH ou 9 CH : en cas d'intoxication alimentaire (viande, coquillage, glace) et de diarrhée avec douleurs brûlantes, prenez 3 à 4 granules toutes les 2 heures, à espacer dès amélioration. Remède majeur qui est d'autant plus efficace que les symptômes sont améliorés au contact de la chaleur et aggravés la nuit.

PODOPHYLLUM 9 CH : en cas de *turista* ou de diarrhée après abus de fruits frais et crampes douloureuses, prenez 3 granules après chaque selle.

VERATRUM ALBUM 9 CH : en cas de diarrhée en jets, exténuante et de sueurs froides, prenez 3 granules après chaque selle.

Constipation

Banane mûre, pomme, pruneau, datte, figue : ces fruits stimulent naturellement le transit paresseux (les apports en eau doivent être parallèlement augmentés).

Huile d'olive : prenez 1 cuillerée à soupe d'huile d'olive le matin, de préférence à jeun, avec quelques gouttes de citron pour l'avaler plus facilement.

Miel : 1 à 2 cuillerées à soupe par jour.

Homéo +

PLATINA 9 CH et IGNATIA 5 CH sont efficaces contre la constipation en voyage : prenez 3 à 4 granules de chaque 2 fois par jour.

Épuration de l'eau

Rappelons que l'ébullition de l'eau (de 1 à 5 minutes) est la méthode la plus sûre contre les bactéries, les virus et les parasites, mais n'est pas toujours la plus simple.

Argile verte : le docteur Jean-Christophe Charrié décrit la méthodologie à suivre pour purifier une eau non potable lors de situations extrêmes : filtrez l'eau prélevée à l'aide d'un tissu fin et laissez-la décanter (en jetant le dépôt). Mettez dans le fond d'une bouteille l'équivalent de 2 cm d'argile verte ultraventilée et versez l'eau précédemment obtenue. Agitez énergiquement la bouteille puis laissez reposer au minimum 4 heures avant la consommation.

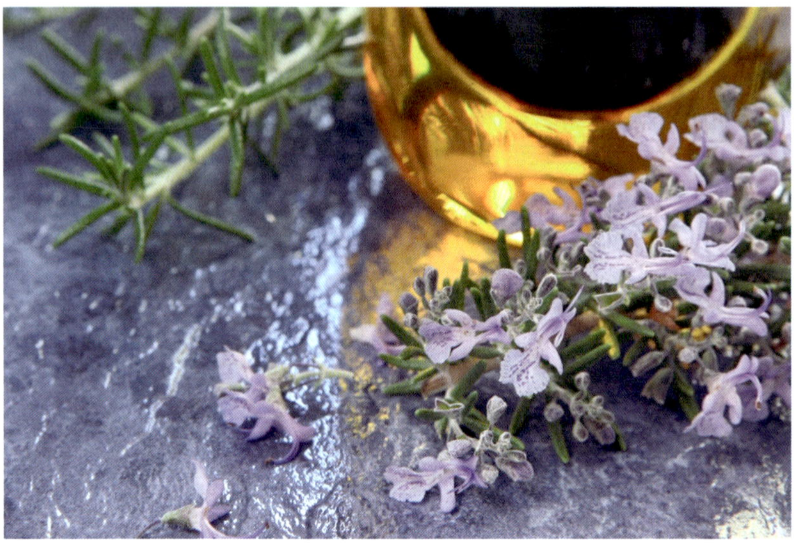

La trousse des tout-petits

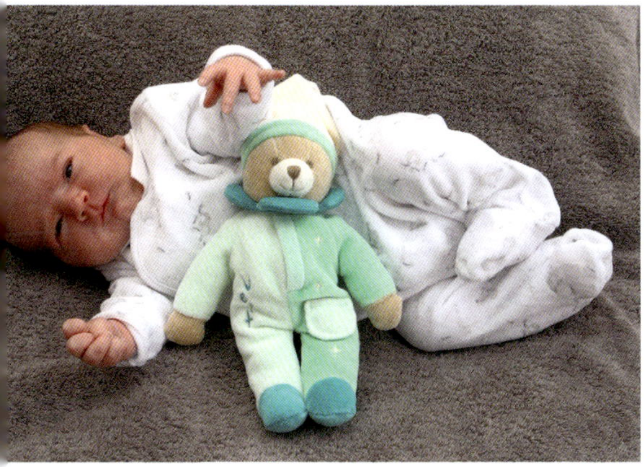

Conseils clés

Parmi les remèdes naturels, certains sont particulièrement utiles à l'enfant. C'est le cas du miel, de la camomille (fleurs), de l'arnica (pommade et granules homéopathiques), du calendula (pommade), l'eau de fleur d'oranger (encore appelé hydrolat). Certaines huiles essentielles trouvent également leur place dans la trousse de l'enfant : la lavande, reine incontestée, mais aussi la camomille et le ravintsara. Les infusions de plantes, trop souvent délaissées, rendent pourtant d'immenses services. Les principes actifs solubles dans l'eau sont très rapidement métabolisés par l'organisme. De plus, l'apport liquide facilite l'élimination des toxines en accélérant le processus de guérison.

Mode préparatoire des tisanes pour l'enfant

Mettez 1 cuillerée à café de plante pour 1 tasse d'eau bouillante. Laissez infuser 10 minutes en couvrant. Filtrez, puis faire boire suivant l'âge :

- 1/4 de tasse (ou 1 à 2 cuillerées à soupe) dans le biberon du bébé.
- 1/2 tasse (éventuellement complétée avec de l'eau) de 3 à 6 ans
- 1 tasse à partir de 6 ou 7 ans.

À renouveler, pour tous, 2 à 4 fois par jour, suivant les cas.

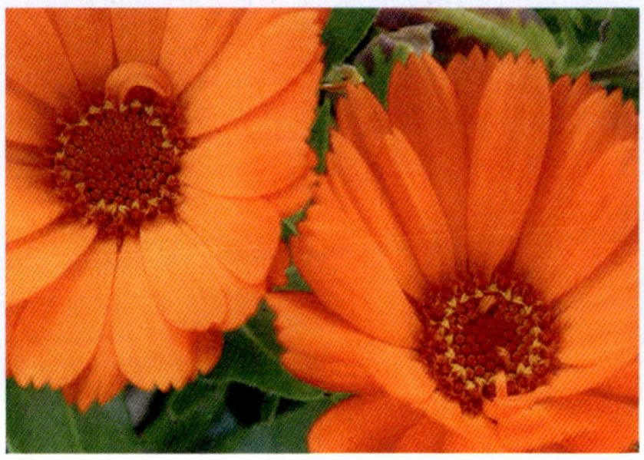

Soins de la peau

Nettoyage, désinfection et cicatrisation des plaies

Voir la trousse "premiers soins" page 88.

Brûlure

Voir la trousse "premiers soins" page 89 pour les recommandations.

Huile essentielle de lavande aspic : préparez à l'avance un petit flacon de 5 ml dans lequel vous mélangerez 2 ml d'huile essentielle de lavande aspic avec 3 ml d'huile de millepertuis (ou de calendula). Appliquez 2 à 3 gouttes du mélange sur la brûlure, 3 fois par jour jusqu'à cicatrisation complète. Ce mélange peut également servir pour désinfecter et traiter les petites plaies.

Bosses, coups et contusions

Voir la trousse "premiers soins" page 90.

Pommade ou gel à l'arnica : vérifiez sur la notice l'âge à partir duquel vous pouvez l'utiliser (différent suivant les marques). Ne l'appliquez jamais sur une plaie.

Huile essentielle d'immortelle (hélichryse) : préparez à l'avance un petit flacon de 5 ml dans lequel vous mélangez 2 ml d'huile essentielle d'immortelle avec 3 ml d'huile de calophylle (ou de calendula). Appliquez 1 à 3 gouttes du mélange sur le bleu, 3 à 4 fois par jour, même en cas de plaie. **Autres solutions :** cataplasme de pomme de terre râpée crue, compresses de vinaigre de cidre tiède (dilué avec 1/3 d'eau).

Homéo +

ARNICA MONTANA : donnez une dose en 15 CH immédiatement, puis prenez le relais avec 3 granules en 9 CH, 3 à 4 fois par jour, en espaçant dès amélioration.

Croûtes de lait

Elles sont dues à la sécrétion de sébum qui s'accumule sous formes de croûtes blanchâtres sur le cuir chevelu.

Huile végétale d'argan, de noisette, de jojoba, d'amande douce... : l'application d'huile végétale, le soir au coucher, permet de ramollir les croûtes qui s'élimineront ensuite plus facilement le matin, en frottant délicatement avec un coton savonneux (avec du shampooing doux). Ne détachez jamais les croûtes en forçant !

Dartres

Constituées de plaques rouges et sèches autour de la bouche et sur les joues, les dartres sont liées au froid et au vent. Généralement, l'écharpe nouée sous le nez constitue un excellent moyen de limiter leur apparition.

Pommade ou crème au calendula : disponible en pharmacie ou magasins de produits naturels, appliquez-la dès les premiers signes, plusieurs fois par jour. Le calendula, anti-inflammatoire doux, nourrit, apaise et favorise la cicatrisation de la peau.

Camomille : faites une infusion concentrée avec 1 cuillerée à soupe de fleurs de camomille pour 125 ml d'eau. Appliquez des compresses imbibées sur les dartres, puis séchez soigneusement avant d'enduire la peau de pommade au calendula.

Érythème fessier

Le plus souvent bénin, l'érythème fessier est douloureux et ne doit pas évoluer vers la surinfection !

Mesures préventives : changer le nourrisson au moins 6 fois par jour (cela évite la macération) et bien sécher les fesses après chaque lavage.

À ne pas faire : utiliser du talc, qui colle et s'accumule en favorisant la surinfection, ou une crème très grasse qui favorise la macération.

Camomille : l'infusion concentrée (voir ci-dessus) peut servir au rinçage des fesses du bébé. Le séchage doit se faire en tamponnant et non pas en frottant. Vous pouvez remplacer l'infusé par de l'hydrolat naturel de camomille (en pharmacie).

Homéo +

MEDORRHINUM 7 CH OU 9 CH : 3 granules 2 fois par jour apporte un soulagement généralement très rapide.

PRÉPARATION

Soin contre l'érythème fessier

Dans un petit flacon opaque de 15 ml, mélangez :

- 20 gouttes d'huile essentielle d'arbre à thé
- 80 gouttes d'huile essentielle de lavande aspic
- 20 goutte d'huile essentielle de camomille
- 10 ml d'huile de millepertuis

À chaque change, incorporez et mélangez bien 2 gouttes de cette préparation à la quantité de crème (pâte à l'eau de préférence) utilisée pour le change.

Problèmes digestifs

Nausées, mal des transports

Eau de fleur d'oranger ou hydrolat de mélisse, hydrolat de camomille ou hydrolat de menthe poivrée : 1 à 2 cuillerées à café sur 1 petit sucre à sucer ou prises directement dans la bouche.

Gingembre : seuls les biscuits au gingembre peuvent être donnés aux enfants (l'huile essentielle est trop forte !)

Essence de citron (zeste) : uniquement pour les enfants de plus de 4 ans : déposez 1 goutte d'essence sur 1/2 sucre à sucer lentement. Renouvelez si besoin toutes les 10 minutes sans dépasser 4 gouttes au total.

Homéo +

COCCULINE®, à commencer impérativement la veille du voyage.

Maux de ventre, coliques

Très fréquents chez le nourrisson (la plupart du temps liés à la mauvaise évacuation de l'air). Des conseils simples suffisent parfois à améliorer la situation : prise du biberon dans le calme, faire faire des rots régulièrement, massage du ventre...

Les infusions de plantes sont très bénéfiques pour soulager ces troubles :

Fenouil doux : prenez 1 cuillerée à café de fenouil (graines) pour 1 tasse d'eau bouillante. Laissez infuser 10 minutes en couvrant puis filtrez. Donnez l'équivalent de 1/4 de tasse (dans un biberon) au bébé 3 à 4 fois par jour. Il n'est pas utile de sucrer.

Camomille, mélisse, serpolet : font aussi partie des plantes efficaces contre les spasmes douloureux. Vous pouvez les utiliser seules ou mélangées au fenouil, en respectant le même dosage (1 cuillerée à café du mélange pour 1 tasse d'eau)

Homéo +

MAGNESIA PHOSPHORICA 9 CH et COLOCYNTHIS 9 CH : voir la trousse "premiers soins" p. 91.

Diarrhées

La diarrhée du nourrisson demande beaucoup de vigilance afin d'éviter tout risque de déshydratation. Toute diarrhée aiguë impose une consultation médicale. En attendant, et en complément de la solution de réhydratation (Adiaril®, GES 45®, Alhydrate®..., en sachet prêt à l'emploi, en pharmacie), les solutions naturelles sont multiples :

Eau de riz : faites bouillir 30 g de riz dans 1 litre d'eau pendant environ 30 minutes. Filtrez et faites boire l'eau de riz tiédie à volonté mais progressi-

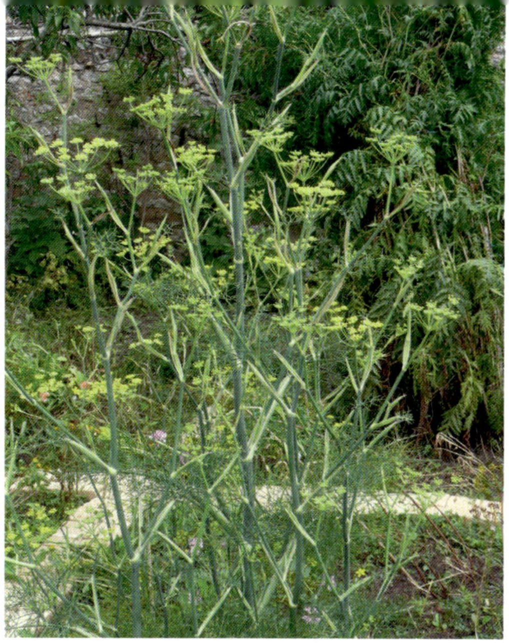

Fenouil, dont les graines sont bénéfiques pour les coliques infantiles

PRÉPARATION

Huile de massage pour les douleurs de ventre

Dans 1 flacon opaque de 30 ml, déposez :

- 25 gouttes d'huile essentielle de camomille
- 25 gouttes d'huile essentielle de lavande officinale/vraie
- 10 gouttes d'essence de mandarine (zeste)

Puis complétez le flacon avec de l'huile végétale (amande douce, noisette, macadamia, olive...).

Appliquez 4 à 6 gouttes de ce mélange sur le ventre du bébé (à partir de 3 mois) ou de l'enfant, en massant doucement dans le sens des aiguilles d'une montre (en descendant du côté gauche et en remontant du côté droit), 3 à 4 fois par jour. Ce mélange peut être aussi utilisé pour calmer un enfant nerveux. En dessous de 3 mois, le bébé ne sera massé qu'à l'aide d'une huile végétale neutre (calendula, par exemple).

vement (peut à l'occasion servir de solution de réhydratation).

Salicaire (feuilles), fraisier (racine), myrtille (baies) et serpolet (feuilles) : l'infusion de l'une de ces plantes au choix ou en mélange est particulièrement bénéfique contre les diarrhées infantiles. Prenez 1 cuillerée à café de plante pour 1 tasse d'eau bouillante. Laissez infuser 10 minutes. Filtrez et faites boire 1/4 de tasse au bébé, 1/2 tasse jusqu'à 4 ans et 1 tasse entière pour les plus grands. Renouvelez 4 à 5 fois par jour.

Aliments anti-diarrhéiques : carottes, pommes crues râpées, bananes, coings, sans oublier les probiotiques adaptés à l'âge de l'enfant.

Homéo +

Voir "diarrhées" dans la trousse du voyage lointain, page 106.

Constipation

En premier lieu, remplacez l'eau minérale habituelle par l'eau d'Hépar qui est légèrement laxative. Cela suffit parfois à régler le problème.

Miel d'acacia : très doux, ce miel peut être donné à un enfant dès l'âge de 3 semaines (1/2 cuillerée à café dilué dans un peu d'eau). Pour les autres, donnez 5 g de miel par année d'âge.

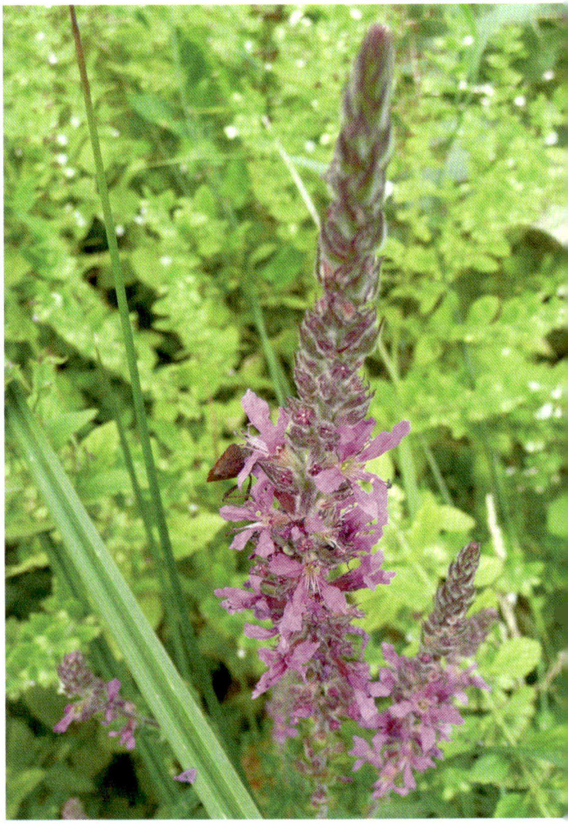

Salicaire en fleur

Variante : remplacez le miel par du pollen (1/2 cuillerée à café chaque matin pour les enfants de moins de 10 ans par cure de 1 à 2 mois.)

Mauve (fleurs) et guimauve (racine) : prenez 1 cuillerée à café du mélange pour 1 tasse d'eau tiède, en macération de 3 heures. Filtrez et faites boire suivant les mêmes posologies que précédemment. (Si le temps vous manque, faites une décoction de ce mélange pendant 10 minutes). Ces deux plantes sont particulièrement adaptées à la constipation de l'enfant car elles sont douces et émollientes.

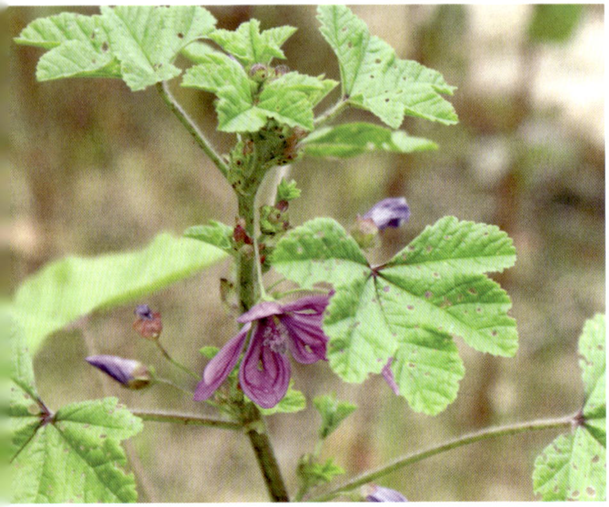

Mauve

Troubles respiratoires

Rhume, refroidissement, toux

Pour désobstruer le nez des petits et si vous ne disposez pas de sérum physiologique (en spray ou dosettes), vous pouvez préparer une solution maison hypertonique additionnée de bicarbonate qui évite les picotements : ajoutez à 1 litre d'eau 2 à 3 cuillerées à café de gros sel et 1 cuillerée à café de bicarbonate de sodium. Agitez bien puis administrez la solution à l'aide d'une petite poire, dans chaque narine.

Cette solution se conserve à température ambiante pendant 8 jours.

Les infusions d'eucalyptus, pin, thym, marjolaine, sureau, bouillon blanc, mauve, reine des prés, coquelicot... sont très bénéfiques aux enfants. En effet, en plus des propriétés spécifiques transmises par les plantes, la tisane permet de mieux éliminer les toxines et accélère le processus de guérison.

Huile essentielle de ravintsara (1,8 cinéole) : anti-virale exceptionnelle, cette huile essentielle est utilisée chez l'enfant à partir de 3 ans (voir la fiche remède) en usage externe. Dès les premiers signes de refroidissement, appliquez 2 gouttes d'huile essentielle diluées dans un peu d'huile végétale sur le thorax (ou le dos) matin et soir pendant 7 jours maximum.

Douleur de l'oreille

En attendant le médecin, l'application d'une huile calmante est d'un grand secours ! Dans un flacon opaque de 15 ml, versez :

- Huile essentielle de lavande/vraie : 20 gouttes
- Huile essentielle de thym (CT **thuyanol**) : 35 gouttes
- Huile essentielle de romarin (CT 1,8 cinéole) : 25 gouttes

Puis complétez le flacon avec de l'huile de millepertuis. Appliquez 3 à 4 gouttes de ce mélange en massant le contour **externe** de l'oreille jusqu'au cou, plusieurs fois par jour (4 à 6 fois).

Préparation

Tisane spéciale "affections hivernales" pour les enfants

Pin (bourgeon) : 15 g
Marjolaine (feuille) : 15 g
Reine des prés (fleur) : 20 g
Sureau (fleur) : 20 g
Lavande (fleur) : 15 g
Verveine (feuille) : 15 g

Après avoir bien mélangé les plantes entre elles, versez l'équivalent d'1 tasse d'eau bouillante sur 1 à 2 cuillerées à café de ce mélange (suivant l'âge de l'enfant)
Couvrez et laissez infuser 5 à 10 minutes.
Buvez 3 à 4 tasses par jour et espacez dès l'amélioration. Ne dépassez pas 10 jours de traitement.

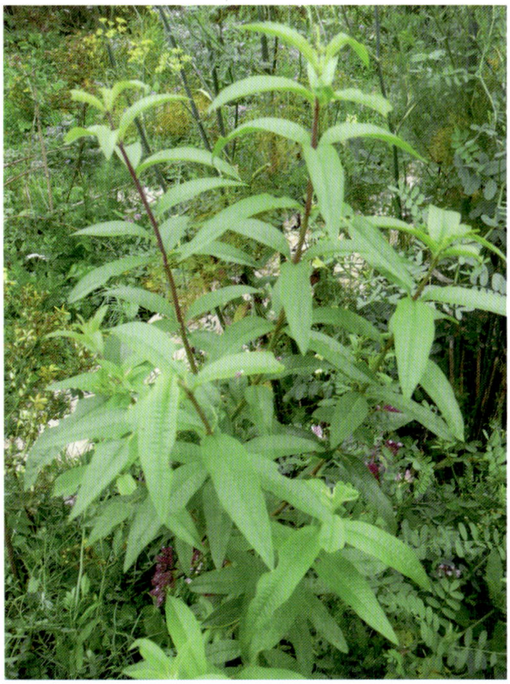

La verveine odorante permet d'aromatiser agréablement les tisanes

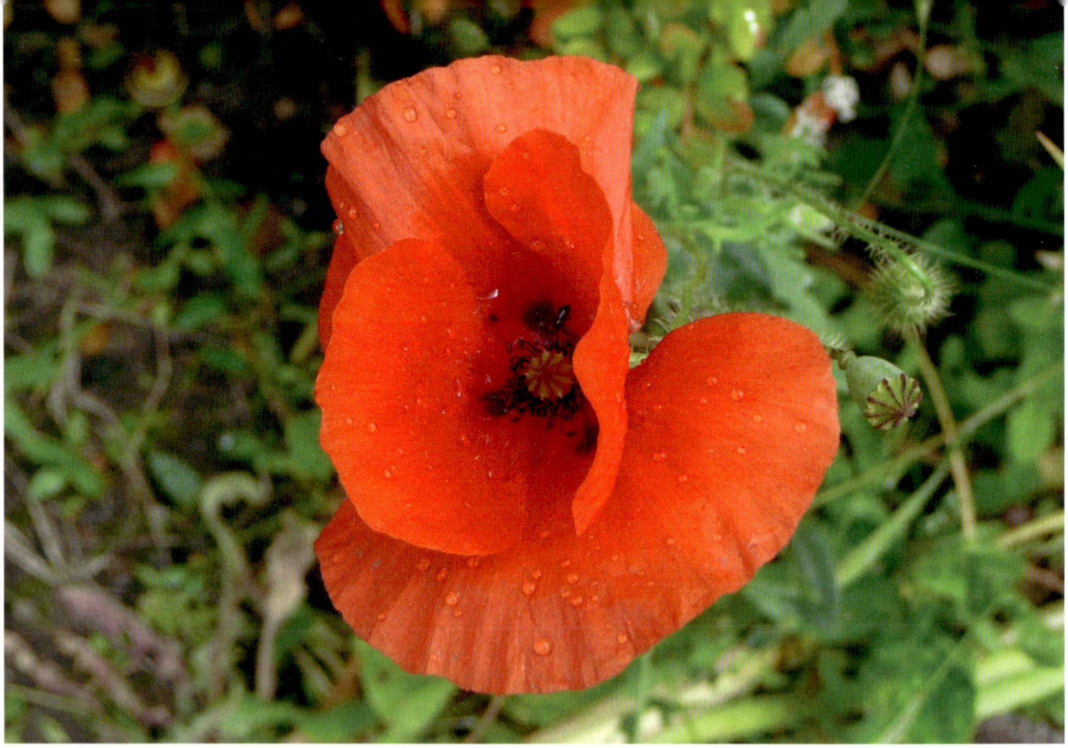

Fleur de coquelicot : elle calme la toux et favorise le sommeil

Nervosité et troubles du sommeil

Hydrolat de fleurs d'oranger : mettez 1 cuillerée à soupe dans le biberon du soir ou avant la sieste. Au besoin, la dose peut être fractionnée en deux fois (1/2 cuillerée à soupe 2 fois par jour)

De 3 à 6 ans : 1 cuillerée à soupe 2 fois par jour (dans de l'eau ou 1 infusion).

À partir de 6 ans : 2 cuillerées à soupe par tasse (jusqu'à 2 fois par jour)

Attention : certaines eaux florales sont constituées d'eau aromatisée avec un parfum de synthèse ! Il faut absolument les éviter car elles ne possèdent pas les propriétés de l'hydrolat qui est la seule eau florale véritable !

Infusions légères d'oranger (pétales ou boutons), camomille (fleur), lavande officinale/vraie (fleur), marjolaine (feuille), mélisse (feuille), tilleul (bractée), verveine odorante (feuille)... Plantes à utiliser seules ou en mélange. Pour les bébés, ajoutez 1 ou 2 cuillerées à soupe de tisane dans le biberon (voir le mode opératoire de la tisane dans les conseils clés page 107). Pour les plus grands, de 3 à 6 ans, donnez la moitié d'une tasse de tisane complétée avec de l'eau, 1 à 3 fois par jour, en sucrant éventuellement avec un peu de miel (de lavande !). À partir de 6 ans, une tasse entière 1 à 3 fois par jour, suivant les besoins.

Huiles essentielles de mandarine, lavande officinale/vraie ou camomille : ces huiles essentielles, seules ou mélangées entre elles, peuvent s'utiliser de plusieurs façons.

Dans le bain : à partir de 3 ans, ajoutez 3 à 5 gouttes d'huiles essentielles (en tout) dans l'eau du bain, en veillant à les mélanger préalablement dans un dispersant.

En massage sur la plante des pieds ou le long de la colonne vertébrale : à partir de 3 ans, à raison de 2 à 3 gouttes d'huiles essentielles (en tout) diluées dans 2 à 3 cuillerées à café d'huile végétale, 1 à 2 fois par jour.

Préparation

Tisane composée calmante pour les enfants

Aubépine (sommités fleuries) : 10 g
Coquelicot (fleurs) : 15 g
Lavande (fleurs) : 10 g
Marjolaine (feuilles) : 15 g
Oranger (pétales) : 20 g
Tilleul (bractées) : 30 g

Prenez 1 cuillerée à café bombée pour 1 tasse d'eau bouillante. Laissez infuser 10 minutes. Donnez à boire selon les modalités décrites ci-dessus.

Par voie aérienne, pour une atmosphère sereine ou une aide à l'endormissement : au moment du coucher, déposez quelques gouttes d'huile essentielle de lavande officinale/vraie sur un mouchoir ou sur le haut de l'oreiller (pour éviter le contact avec les yeux). Pour les bébés ou les jeunes enfants, placez le mouchoir hors de leur portée, au-dessus du berceau par exemple. Si vous optez pour la diffusion atmosphérique à l'aide d'un appareil (diffuseur électrique), faites-le pendant 10 à 15 minutes, avant le coucher, en l'absence de l'enfant dans la pièce.

Autres troubles fréquents

Poussées dentaires

Hochet de guimauve : disponible en pharmacie et herboristerie spécialisées, la racine de guimauve (riche en mucilages), mâchouillée par le bébé, calme les inflammations douloureuses des gencives.

Huile essentielle de camomille : si les douleurs sont très intenses, mélangez 2 gouttes d'huile essentielle de camomille (éventuellement additionnées d'1 goutte d'huile essentielle de gingembre) avec 5 ml d'huile de noisette. Déposez 2 à 3 gouttes de ce mélange sur le bout d'un doigt (propre !) et massez les gencives du bébé.

Homéo +

CHAMOMILLA 9 CH : donner 3 granules 2 à 3 fois par jour (en 15 CH, si l'enfant est très grognon).

Prévention des poux

Huile essentielle de lavande vraie : chaque matin, avant le départ à l'école et pendant toute la période à risque, mettez 1 goutte d'huile essentielle sur la nuque des enfants, derrière les oreilles. Chez les plus petits, pour éviter le contact direct avec l'huile essentielle, déposez 2 gouttes bien réparties sur vos doigts, puis passez ceux-ci dans la chevelure des enfants.

Shampooing anti-poux : incorporez dans un flacon de shampooing de 200 ml, les huiles essentielles suivantes : 20 gouttes de lavande officinale/vraie, 10 gouttes de romarin (1,8 cinéole) et 20 gouttes d'arbre à thé. Agitez bien avant chaque utilisation, à raison de 1 à 2 shampooing par semaine en préventif.

Remarques et mises en garde

Certains chapitres (plaies, brûlures, bleus, piqûres d'insectes, saignement, intoxication accidentelle, démangeaison, allergie...) déjà développés dans les autres trousses ne sont pas repris ici. Il suffit de vous y reporter.

Sauf indication contraire, les huiles essentielles doivent toujours être diluées dans une huile végétale (ou un autre excipient) avant d'être appliquées sur la peau de l'enfant. La plupart d'entre elles ne sont pas indiquées chez l'enfant de moins de 3 ans. D'autres sont strictement réservées à l'adulte. Suivez bien les recommandations indiquées sur les dépliants de chaque huile essentielle.

Enfin, l'huile d'amande douce peut parfois engendrer une allergie. Il faut, dans ce cas la remplacer par une autre huile végétale (en pratiquant un test, si besoin).

La trousse des activités sportives

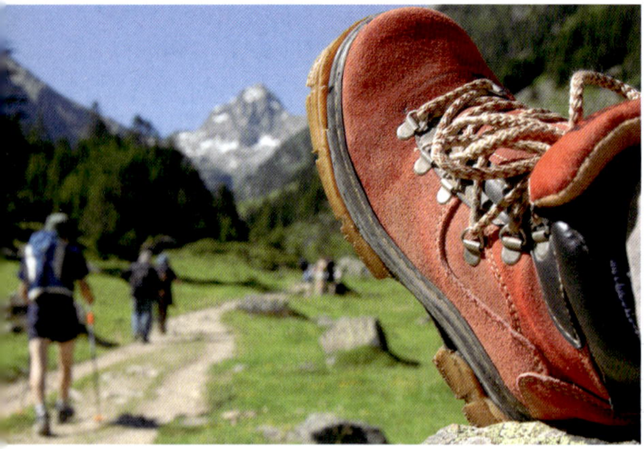

Conseils clés

De la pratique sportive ponctuelle lors de sorties "nature" (randonnées, activités de loisirs) à l'activité sportive plus soutenue (trekking, entraînement), les occasions ne manquent pas de soumettre nos pieds, muscles et tendons à rude épreuve. Un simple échauffement plantaire qui dégénère en plaie ou une crampe douloureuse sont autant de traumatismes qui transforment rapidement une activité agréable en véritable calvaire.

Le but n'est pas d'aller au-delà de ses limites, mais de mieux résister à l'effort afin de garder le plaisir de l'activité accomplie. Si le sport pratiqué modérément, sans excès, avec un bon entraînement et un bon équipement, permet d'éviter le maximum d'inconvénients, la qualité de l'alimentation du sportif revêt quant à elle une importance capitale : son impact se révèle sur les performances réalisées. Enfin, si le sport ne fait pas maigrir, il est capable au fil du temps de freiner l'augmentation de la masse grasse et parallèlement de réduire la fonte musculaire.

Diététique

L'effort prolongé ou intensif génère une perte en eau, minéraux, oligoéléments... qui épuise les réserves de l'organisme conduisant à la fatigue, aux crampes...

Eau : si l'eau éliminée par la transpiration n'est pas remplacée, vous risquez la déshydratation. Il faut boire avant, pendant et après l'effort, en fonction de la durée et de l'intensité de l'exercice et en augmentant largement les rations par temps chaud (voir aussi "déshydratation" dans la trousse "séjour à la mer" page 93). Boire abondamment après l'effort permet aussi d'éliminer les déchets qui se sont accumulés dans les muscles. Attention à l'alcool (il affaiblit et déshydrate) !

Plasma de Quinton : il peut être très utile d'ajouter à l'eau bue 2 ou 3 ampoules de plasma marin de Quinton (en pharmacie). Cette eau de mer, prélevée à grande profondeur dans l'océan, est bien plus qu'une simple eau salée. Elle contient tous les oligoéléments essentiels utilisés par l'organisme humain, à des concentrations identiques à nos liquides physiologiques.

Pâtes, semoule, riz, pommes de terre, légumes secs, pain : ces aliments contiennent des sucres d'absorption lente et progressive qui rechargent en profondeur les réserves énergétiques de l'organisme.

Miel, barres de céréales, fruits secs (abricots, bananes, figues, amandes, noix, noisettes...) : ces en-cas, à toujours emporter avec soi, apportent de l'énergie immédiatement disponible (sucre), des minéraux ou des vitamines indispensables (le potassium et le magnésium empêchent les crampes) et font même office d'anti-stress naturels !

Jus de fruits frais : ils contribuent à un effet coup de fouet immédiat grâce à l'apport de vitamines et nutriments directement assimilables. Purs ou dilués avec l'eau, ils seront consommés après l'effort ou en cours d'effort si celui-ci se prolonge.

Préparation physique

Préparation des pieds : voir aussi la trousse "séjour à la montagne" page 94.

Citron (jus) : les sportifs utilisent généralement une solution de tannage (solution formolée à 5 %) dans le but de raffermir la peau au niveau des zones sensibles (voûte plantaire, dessus des orteils). En version naturelle, le tannage doux de la peau est réalisée grâce à l'application de citron, chaque matin, avant le départ ou l'entraînement.

Traumatismes douloureux

Premier geste anti-douleur : appliquez une compresse de glace pilée sur la zone douloureuse

PRÉPARATION À L'EFFORT

Tonique sportif pour booster l'énergie au démarrage

Dans un petit flacon opaque de 5 ml, mélangez :

20 gouttes d'huile essentielle de cannelle (écorce)
20 gouttes d'huile essentielle de menthe poivrée
20 gouttes d'essence de citron
40 gouttes d'huile essentielle de laurier noble

Déposez 2 gouttes de ce mélange sur un support (comprimé neutre, 1/2 sucre) et laissez fondre dans la bouche, 20 minutes puis 10 minutes avant l'effort.

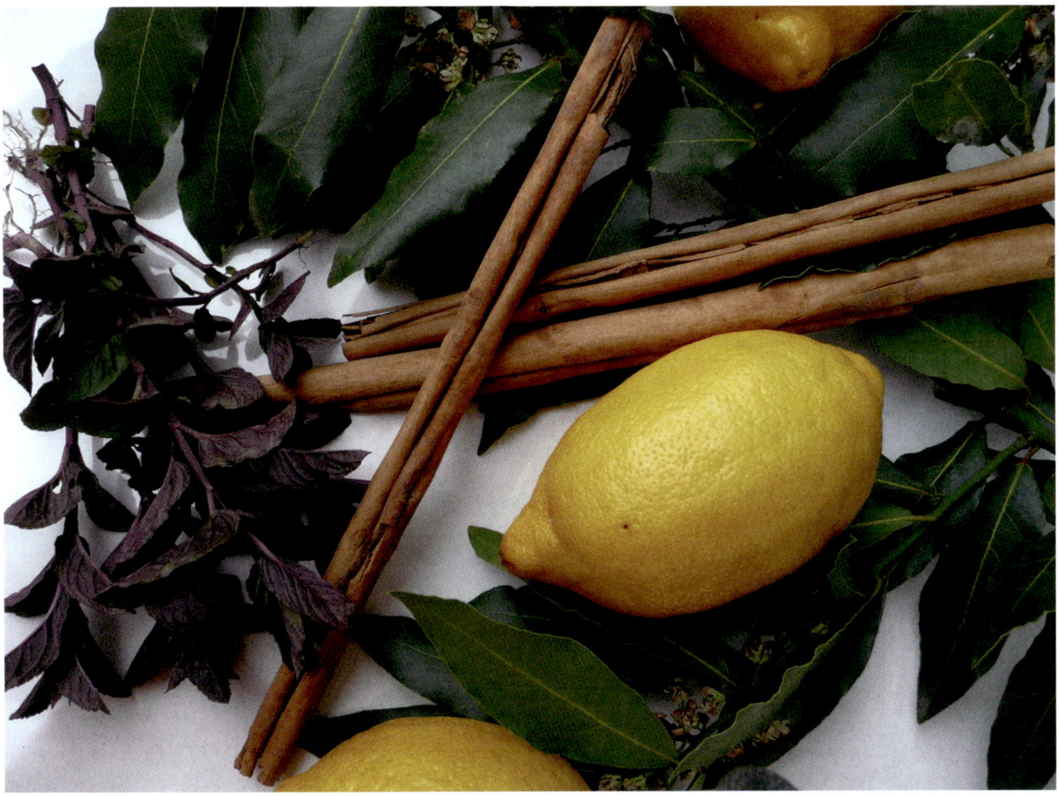

Les huiles essentielles de cannelle, citron, laurier et menthe poivrée stimulent l'organisme

Préparation des muscles

Huile de massage de préparation sportive

Dans un flacon opaque de 100 ml, mélangez :

8 ml d'huile essentielle de lavandin
5 ml d'huile essentielle de romarin (1,8 cinéole)
1 ml d'huile essentielle de menthe poivrée
6 ml d'huile essentielle de gaulthérie

Complétez le flacon avec de l'huile végétale (arnica, macadamia, noisette...). Appliquez en frictions énergiques et prolongées sur les muscles, avant et après la pratique sportive. Cette huile agit en prévention des douleurs et des crampes musculaires ; c'est un excellent tonique, anti-inflammatoire et décongestionnant musculaire.

au moins pendant 20 minutes. Le froid contracte les petits capillaires en empêchant le sang de s'accumuler autour de la blessure. Ceci permet de réduire les œdèmes, les bleus et les inflammations.

Huile essentielle de menthe poivrée : excellente pour toutes les douleurs fulgurantes (voir la trousse "premiers soins" page 90).

Courbatures

L'huile de massage de préparation sportive (voir ci-dessus) soulage les courbatures. Appliquez en frictions sur les zones douloureuses 2 à 3 fois par jour.

Vinaigre de cidre : prenez un bain tiède ou chaud dans lequel vous versez 250 ml de vinaigre de cidre et restez-y 15 à 20 minutes.

Homéo +

ARNICA 9 CH : prenez systématiquement 3 à 4 granules 2 à 4 fois par jour (toutes les 2 heures, au début) en espaçant dès amélioration.

SARCOLACTICUM ACIDUM 5 CH : en cas de courbatures douloureuses dues à l'accumulation

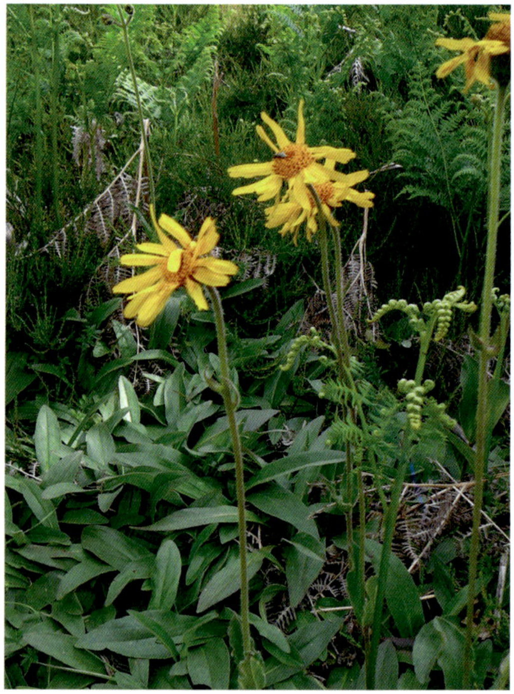

L'arnica, une grande plante contre les traumatismes du sportif

Préparation réparatrice

Huile de massage anti-inflammatoire

Dans un flacon opaque d'une contenance de 10 ml, mélangez les huiles essentielles suivantes :

2,5 ml de gaulthérie
2,5 ml d'eucalyptus citronné
2 ml de menthe poivrée
1,5 ml de lavandin
1,5 ml d'immortelle

Appliquez doucement sur le traumatisme quelques gouttes du mélange pur ou dilué dans un peu d'huile de noisette ou de pépins de raisin, à renouveler au bout de 15 minutes si nécessaire, puis 2 à 3 fois par jour. Cette huile peut s'utiliser en alternance avec l'huile de préparation sportive (voir ci-contre).

de l'acide lactique dans les muscles. Prenez 3 granules 3 fois par jour, à espacer dès amélioration.

RHUS TOXICODENDRON 5 ou 7CH : en cas de raideurs améliorées après "dérouillage", prenez 3 granules 3 à 4 fois par jour.

Crampes, contractures, élongations musculaires

Lorsque la crampe survient, étirez doucement le muscle et massez-le aussitôt avec l'huile de préparation sportive (page 116). Renouvelez si nécessaire plusieurs fois par jour.

Miel et vinaigre de cidre : si vous êtes sujet aux crampes, mieux vaut anticiper et recharger l'organisme en minéraux (perdus lors de la transpiration). Buvez matin et soir 250 ml d'eau tiède ou chaude dans laquelle vous mélangez 1 cuillerée à café de miel et 2 cuillerées à café de vinaigre de cidre. Cette solution apporte le potassium dont le manque provoque les crampes. Elle sert également de solution de réhydratation, au cours d'un exercice intensif.

Bananes : aliment important du sportif par les hydrates de carbone qui apportent l'énergie et le potassium contre les crampes et les spasmes musculaires. Mangez des bananes pour augmenter votre résistance !

Homéo +

CUPRUM METALLICUM 9 CH : surtout pour les crampes du pied et du mollet. Prenez 5 granules, à renouvelez en cas de besoin.

Tendinite, douleurs ligamentaires et articulaires, claquage musculaire, entorse...

Argile verte : appliquez la pâte d'argile en couche épaisse (environ 1 cm) sur la zone douloureuse et recouvrez d'une compresse humide avant de maintenir l'ensemble à l'aide d'une bande.

Laissez en contact au moins 1 heure (en humidifiant si nécessaire car l'argile ne doit pas sécher) puis enlevez l'argile délicatement avec de l'eau tiède.

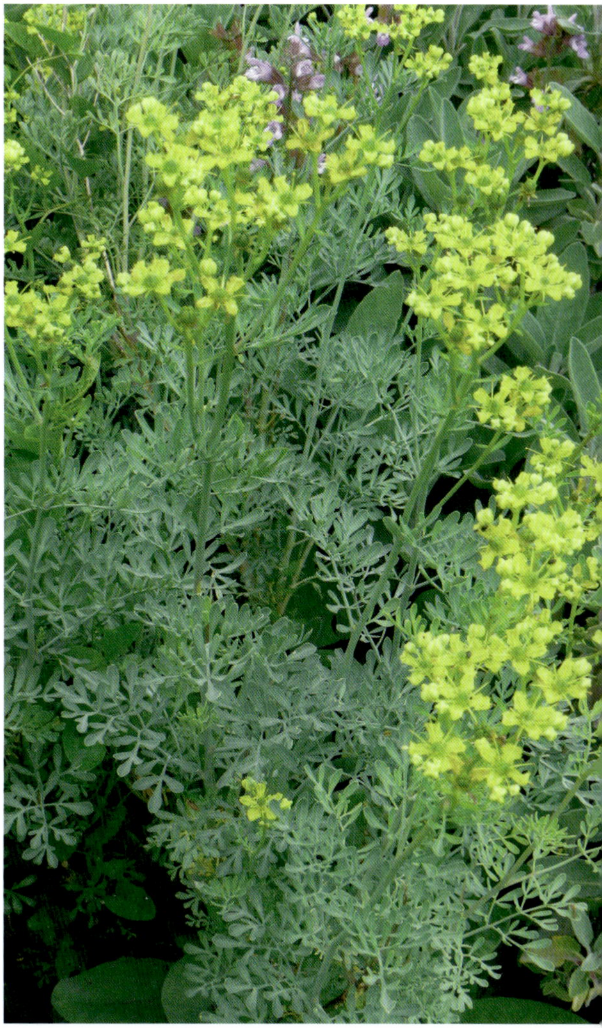

RUTA GRAVEOLENS, *remède homéopathique des tendinites, est fabriqué à partir de la rue fétide*

Renouvelez l'opération 2 à 3 fois par jour. Diminuez progressivement le nombre d'applications au fur et à mesure de l'amélioration (disparition de l'œdème ou de la douleur) : de 1 fois par jour passez à 2 ou 3 fois par semaine... Vous pouvez activer la guérison en appliquant le complexe d'huiles essentielles anti-inflammatoire (page 116) juste avant de poser l'emplâtre d'argile.

Homéo +

RUTA GRAVEOLENS 5 CH : en cas de tendinites ou traumatismes des ligaments, lumbagos (aggravés par le froid humide), prenez 3 à 4 granules toutes les 2 à 4 heures, en espaçant dès amélioration.

BRYONIA 9 CH : en cas de douleur articulaire aiguë, piquante, soulagée par l'immobilisation, prenez 3 granules toutes les 2 heures, à espacer dès amélioration.

Récupération après l'effort

Bain au gros sel : jetez 4 à 5 poignées de gros sel dans l'eau du bain. Ce bain décontracte bien les muscles et favorise l'élimination des toxines. En revanche, il est très stimulant et sa durée ne doit pas excéder 15 minutes. N'oubliez pas de bien vous rincer avant de vous sécher.

Bain à la camomille : mettez 60 g de fleurs de camomille dans 1 litre d'eau. Portez au frémissement et maintenez celui-ci 10 minutes (en couvrant) avant de retirer du feu. Laissez ensuite infuser une petite demi-heure. Filtrez et ajoutez la préparation à l'eau du bain. Durée du bain : environ 20 minutes pour un adulte, 10 minutes pour un enfant. Ce bain réconfortant calme et apaise les muscles endoloris.

Autres plantes bénéfiques en bain : la marjolaine (calmante), thym, pin et romarin (tonifiants) sans oublier le bain d'algues à la fois relaxant musculaire et tonifiant.

Si vous préférez utiliser les huiles essentielles, la combinaison du genévrier (*Juniperus communis*, baie et rameau) et de la lavande (*Lavandula officinalis*, sommités fleuries) est une excellente alternative. Mélangez 10 gouttes de chaque huile essentielle dans le dispersant pour bain avant de mélanger l'ensemble dans l'eau du bain. Durée du bain : 15 à 20 minutes.

L'huile de préparation sportive précédente peut être avantageusement appliquée en frictions locales à la suite de l'un des bains décrits ci-dessus.

Pollen et gelée royale : ces deux produits de la ruche sont des reconstituants généraux. Véritable concentré nutritif, la gelée royale régénère les cellules de l'organisme.

Spiruline : cette algue bleue qui était consommée par les Aztèques est une source extraordinaire de nutriments (protéines, vitamines et minéraux). Elle est considérée comme un super cocktail naturel qui apporte à l'organisme des vertus vitalisantes incomparables. En poudre ou en gélules, utilisez la spiruline en cures.

Homéo +

CHINA RUBRA 9 CH : en cas de fatigue liée à la perte en eau (transpiration) avec sensation d'épuisement, prenez 3 à 4 granules 3 fois par jour ou bien 1 dose en 15 CH.

KALIUM PHOSPHORICUM 9 CH : en cas de fatigue nerveuse, prenez 5 granules une fois par jour, le temps de l'amélioration.

Fleur de Bach "Olive" : cette fleur s'adresse à ceux qui se sentent épuisés, surmenés physiquement et mentalement. Versez 4 gouttes de l'élixir floral dans un verre d'eau et buvez celui-ci par petites gorgées tout au long de la journée. À renouveler jusqu'à amélioration.

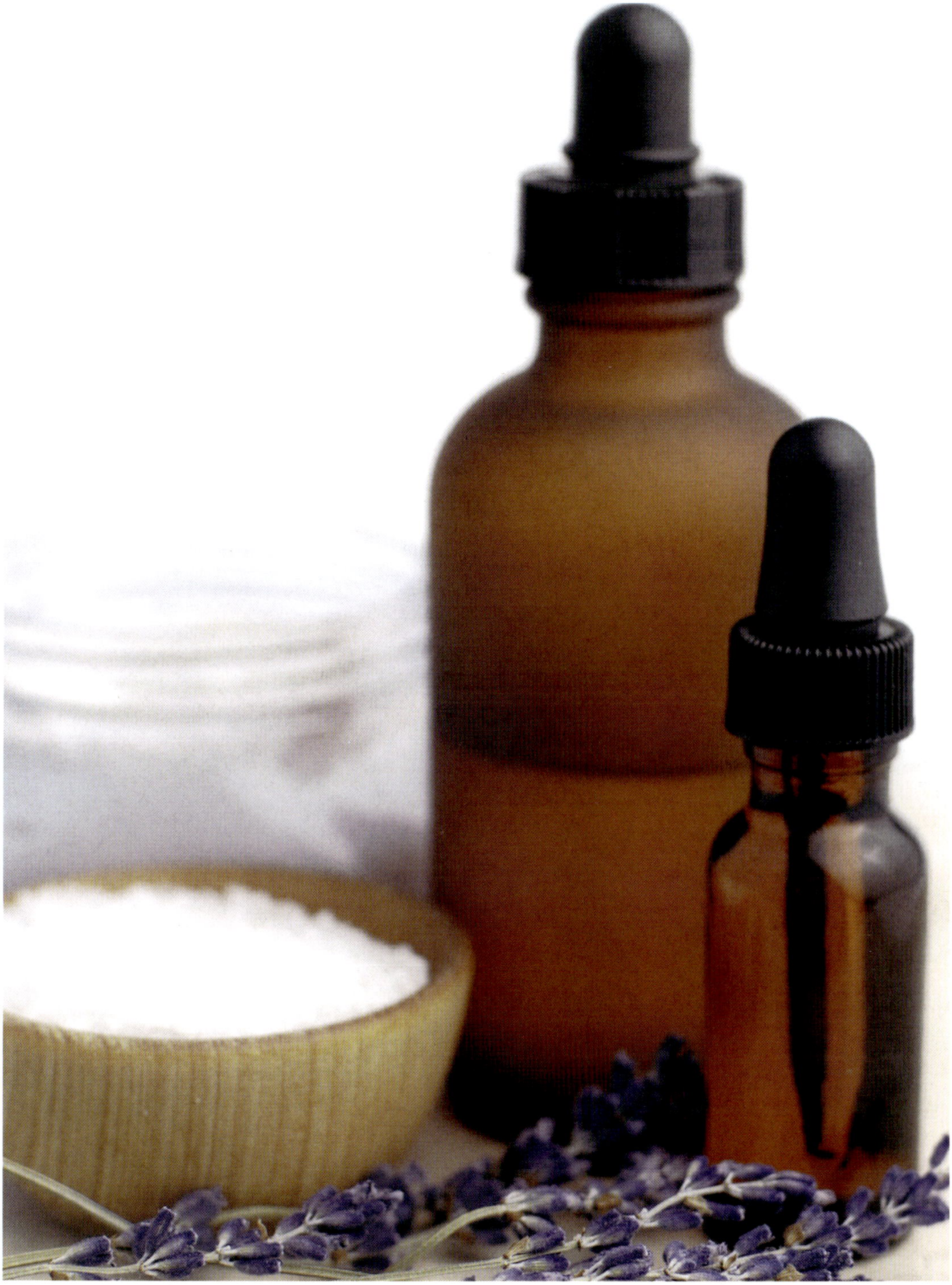

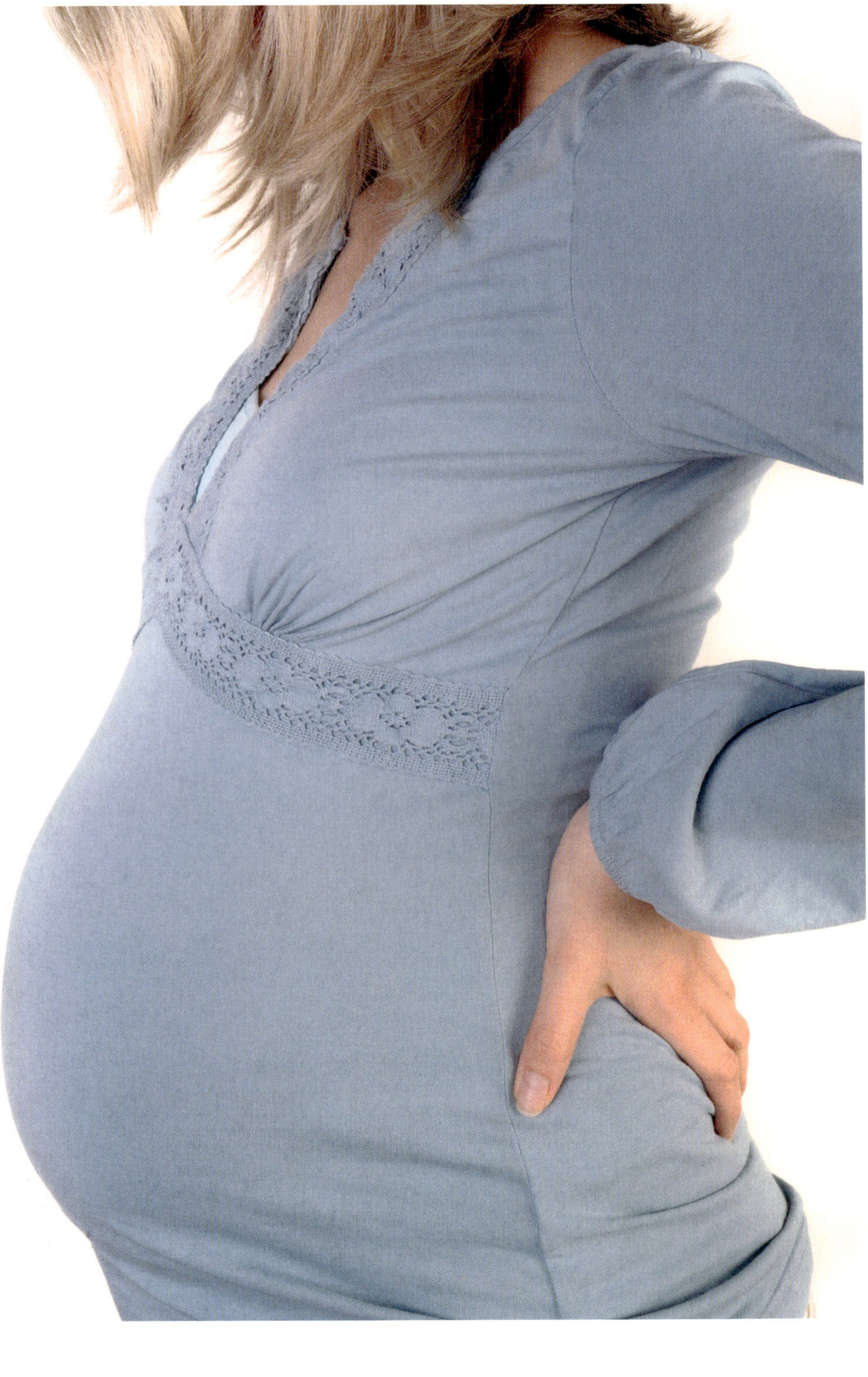

LES REMÈDES NATURELS SPÉCIFIQUES À CERTAINES PÉRIODES DE LA VIE

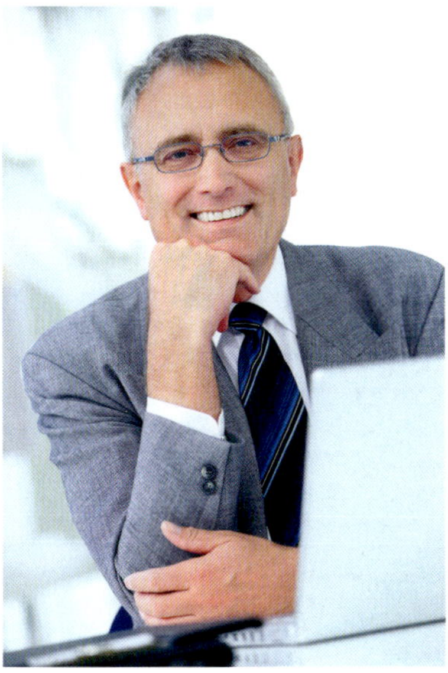

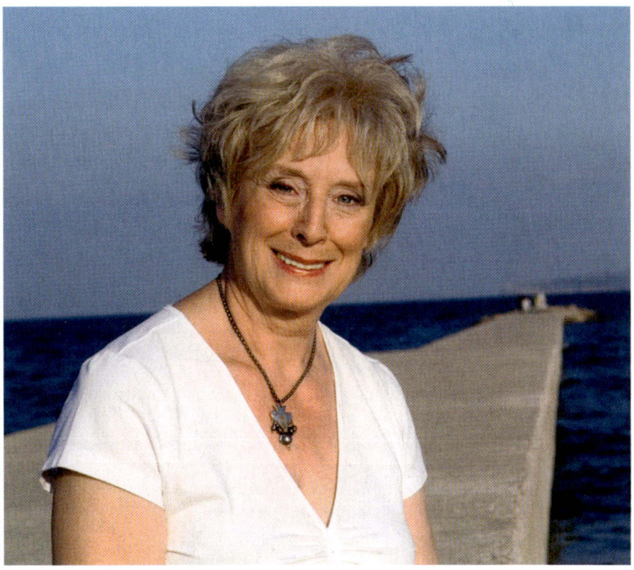

La grossesse

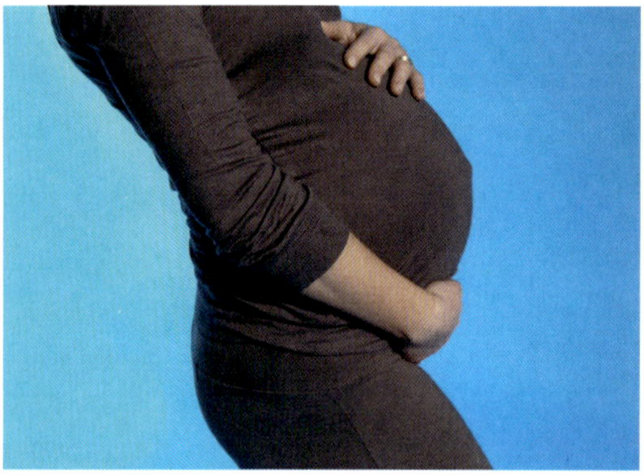

La grossesse est un événement physiologique naturel. Son bon déroulement est intimement lié au développement du futur bébé. La plupart des substances administrées à la mère traverse le placenta avec une répercussion immédiate (ou différée) sur l'embryon, puis le fœtus : pendant toute la durée de la grossesse, mère et enfant sont solidaires ! Pour cette raison, même si les remèdes naturels ont toute leur place pour soulager les petits maux rencontrés durant cette période particulièrement sensible, une vigilance accrue s'impose. En effet, une plante réputée bénéfique peut néanmoins être contre-indiquée durant la grossesse. C'est le cas, par exemple, de beaucoup d'huiles essentielles. Les 3 premiers mois sont les plus concernés par les consignes de prudence car c'est pendant le premier trimestre que les risques d'anomalies morphologiques sont les plus grands (quand cela est possible, mieux vaut s'abstenir de tout traitement les 3 premiers mois). Pour sa parfaite innocuité, l'homéopathie reste l'un des meilleurs choix parmi les solutions naturelles. Avant d'utiliser quelque remède que ce soit, demandez toujours conseil à votre sage-femme, médecin ou pharmacien. Il est généralement recommandé de ne jamais utiliser un remède en continu. Au-delà d'1 semaine, un avis médical est préférable.

Mode opératoire des tisanes proposées

Sauf indication contraire, toutes les tisanes absorbées pendant la grossesse seront préparées dans les proportions suivantes : 1 cuillerée à café de plante (unitaire ou en mélange) par tasse d'eau bouillante. Laissez infuser 5 à 10 minutes maximum. Filtrez. Buvez 1 à 3 tasses par jour.

Troubles digestifs

Nausées

Premiers conseils : fractionnez les repas (4 au lieu de 3), mangez détendue et dans le calme, buvez suffisamment pour éviter la déshydratation.

L'essence du zeste de citron : prenez 1 à 2 gouttes sur 1/2 sucre à laisser fondre dans la bouche, pas plus de 2 à 3 fois par jour.

Gingembre : prenez 1/2 cuillerée à café de rhizome de gingembre pour 1 tasse d'eau bouillante. Laissez infuser 5 minutes. Filtrez et buvez l'équivalent d'1 seule tasse par jour, en plusieurs fois (par exemple 1/3 de tasse 3 fois par jour). L'infusion de gingembre soulage non seulement les nausées mais facilite aussi la digestion, les brûlures d'estomac et le mal des transports. Vous pouvez remplacer l'infusion par du gingembre confit. Toutefois, l'utilisation de cette plante tonique devra être ponctuelle ou alternée avec un autre remède : jus de citron ou infusion de mélisse.

Homéo +

SEPIA 7 OU 9 CH : contre les nausées, à la vue et à l'odeur des aliments, prenez 3 granules 2 à 3 fois par jour

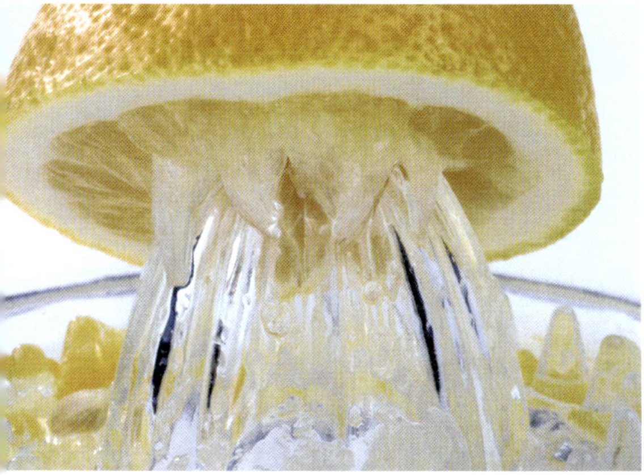

Du jus de citron contre les nausées

IGNATIA 9 CH : en cas de nausées déclenchées par la contrariété, calmées en mangeant, prenez 5 granules vers 10 heures et vers 17 heures.

IPECA 9 CH : contre les nausées qui ne sont pas soulagées par le vomissement, 3 granules 4 à 5 fois par jour.

SYMPHORICARPUS 7 CH OU 9 CH : en cas de nausées intenses et constantes, 3 granules toutes les 2 heures, à espacer dès amélioration.

Remontées acides

Premiers conseils : évitez la nourriture épicée, trop grasse ou acide, les boissons alcoolisées ou gazeuses. Ne mangez pas juste avant de vous allonger. Ne vous penchez pas en avant et portez des vêtements amples.

L'aubépine, une des plantes calmantes bénéfiques durant la grossesse

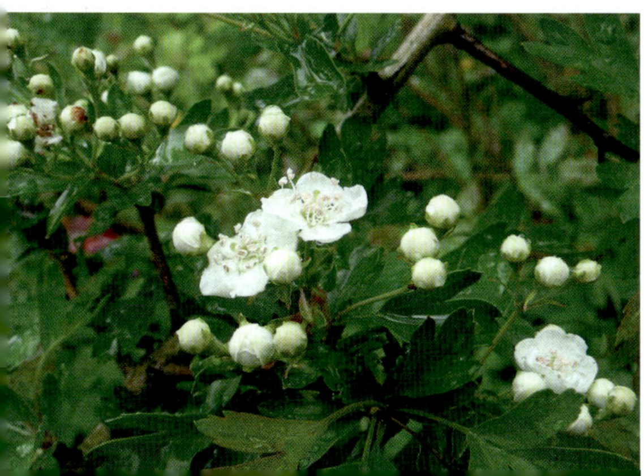

Argile verte ultraventilée : buvez 1/2 verre de "lait d'argile" (voir remède page 18), 1/2 heure avant chaque repas. L'argile absorbe l'acidité, tapisse la muqueuse en favorisant sa cicatrisation. Suspendez en cas de constipation.

Mélisse (feuilles), mauve (fleurs), bouillon blanc (fleurs) : l'infusion de ces plantes (seules ou mélangées) adoucissantes et anti-inflammatoires peut compléter agréablement le traitement. Buvez 1 à 2 tasses par jour après le repas. La mauve peut également vous soulager en cas de constipation (à la même posologie).

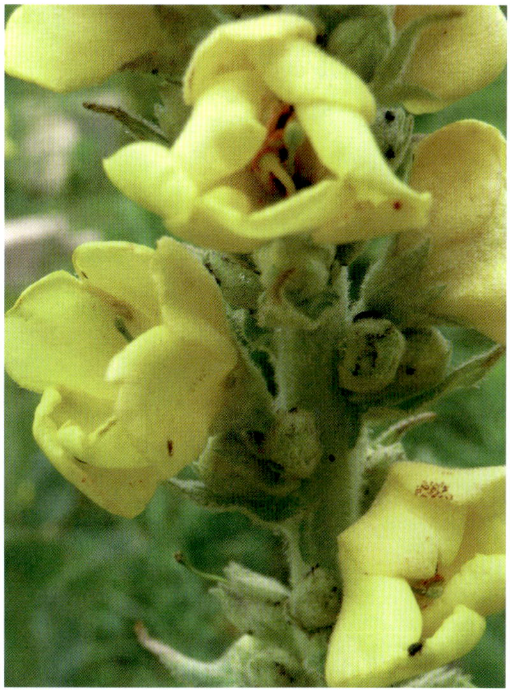

Le bouillon blanc, plante émolliente

Ballonnements, douleurs digestives

L'air emprisonné peut faire mal, mais cette douleur ne doit pas être confondue avec celle d'une contraction de l'utérus. Un geste simple permet de les différencier : allongez-vous sur le dos, jambes repliées. S'il s'agit d'une contraction, il est impossible d'enfoncer le bout des doigts dans le ventre.

Premiers conseils : mangez toujours les crudités en début de repas et les fruits en dehors des repas. Évitez les mauvaises associations au cours d'un même repas, par exemple : viande et fromage ou viande et féculents.

Charbon végétal : il fixe les gaz en restant dans le tube digestif sans passer dans le sang. Son utilisation (voir la fiche remède) est donc intéressante pendant la grossesse. En revanche, attention car il peut constiper !

Badiane (étoiles), fenouil (graines), anis vert (graines), mélisse (feuilles) : en infusion, ces plantes absorbent l'air, facilitent la digestion et calment les spasmes. Buvez 1 à 2 tasses par jour après les repas.

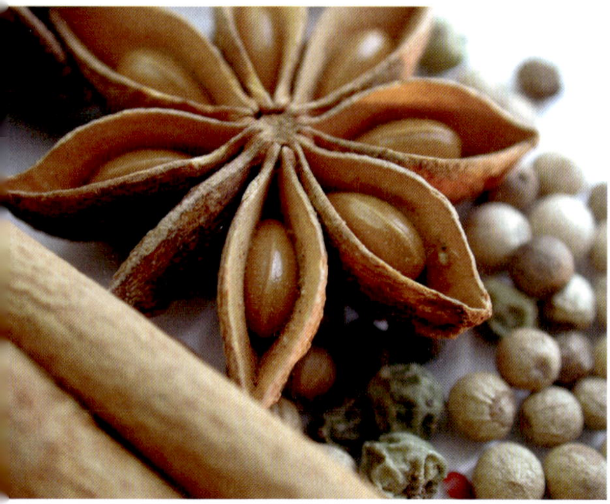

La mélisse, grâce à ses propriétés antispasmodiques, est aussi une alliée intéressante au cours du 3e trimestre de la grossesse, en cas de contractions prématurées.

Troubles circulatoires

Jambes lourdes

Certains facteurs (hormones, gêne de la circulation de retour) prédisposent à la survenue des troubles circulatoires. Le plus souvent sans gravité, ils doivent être surveillés de près car l'apparition d'une phlébite peut dégénérer en embolie pulmonaire, première cause de mortalité maternelle en France.

Toute douleur de jambe (mollet), d'un seul côté, accompagnée de rougeur et gonflement nécessite une consultation médicale.

Premiers conseils : évitez les stations debout ou assise prolongées, l'exposition à la chaleur (soleil, bains), les talons hauts ou plats. Profitez de jets d'eau fraîche (non froide) sur les jambes et portez des collants de maintien ou de contention.

Vigne rouge (feuilles), hamamélis (feuilles) : ces deux plantes protectrices et tonifiantes des parois veineuses sont efficaces en infusion (mais aussi en gélules ou suspensions de plante fraîche). À partir du 4e mois, en traitement curatif, buvez, en dehors des repas, 2 à 3 tasses par jour pendant 10 jours puis, en préventif, réduisez la dose de moitié, 15 à 20 jours par mois seulement.

Homéo+

ARNICA 5 CH et VIPERA 5CH : prenez 4 à 5 granules matin et soir, à espacer suivant amélioration.

Hémorroïdes

Marronnier d'Inde : attention, cette plante très efficace contre les hémorroïdes est utilisable chez la femme enceinte uniquement sous sa forme homéopathique : AESCULUS HIPPOCASTANUM 5 CH : prenez 3 granules 3 fois par jour tant que la crise persiste (à associer avec HAMAMELIS 5 CH).

Chêne (écorce) : ses propriétés astringentes calment rapidement la douleur. Faites localement des bains de siège ou appliquez des compresses imbibées de décoction d'écorce de chêne. Préparez la décoction de 2 grandes poignées d'écorce dans 1 litre d'eau frémissante pendant 10 à 15 minutes.

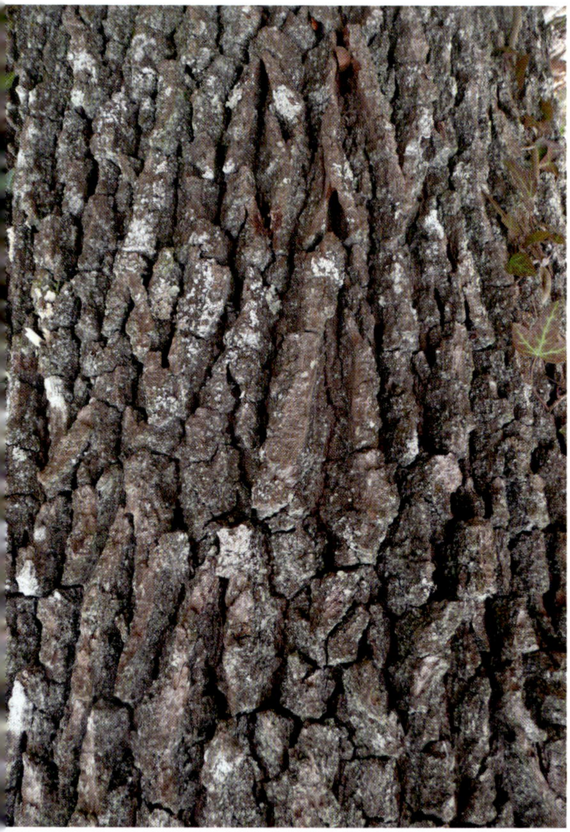

L'écorce de chêne s'utilise seulement pour un usage local

Préparation

Huile composée anti-vergetures

Dans un flacon de 100 ml, mélangez :
• 45 ml environ d'huile de macadamia (ou olive)
• 30 ml d'huile végétale de bourrache
• 10 ml d'huile végétale de rose musquée
• 5 ml d'huile végétale d'onagre
• 5 ml d'huile végétale de jojoba (ou abricot)
• 10 gouttes d'huile essentielle de géranium rosat (*Pelargonium roseum*)
• 10 gouttes d'huile essentielle de néroli (*Citrus aurantium*, fleurs)

Prévention des vergetures

Les vergetures sont le reflet du déchirement du tissu conjonctif de la peau qui, trop étirée, perd sa souplesse. Mieux vaut prévenir leur apparition, puisque elles sont pratiquement impossibles à faire disparaître.

Prêle des champs (poudre) : sa teneur en silice naturelle et autres minéraux importants (calcium, fer, potassium, magnésium...) font de la prêle une plante majeure. En stimulant la synthèse du collagène, elle assure la souplesse de la peau qui résiste mieux à l'étirement. Commencez la cure de poudre de prêle dès le 4e mois de grossesse : 1 cuillerée à moka (ou 1 cuillerée à café rase) par jour pendant 3 ou 4 mois.

Localement, le massage des zones à risque (le ventre, les seins et les cuisses) à l'aide d'une huile nourrissante est largement recommandé à partir du 4e mois. Cette préparation peut être réalisée sans les huiles essentielles. Appliquez l'huile en massages très doux une fois par jour. Vous pouvez, au bout de 4 semaines, alterner et utiliser une autre solution ou crème anti-vergetures de votre choix, puis 4 semaines plus tard reprendre l'emploi de l'huile composée et ainsi de suite...

Anxiété, insomnies, baby blues

Aubépine (sommités fleuries), passiflore (plante entière) : sans accoutumance ni dépendance, ces deux plantes en mélange diminuent la nervosité et l'anxiété tout en favorisant l'endormissement. En tisane, buvez suivant les besoins, 1 à 3 tasses par jour (dont 1 tasse 20 minutes avant le coucher), par cures de 10 à 15 jours, à renouveler. Si vous le souhaitez, ajoutez à la tisane du soir 1 cuillerée à soupe d'hydrolat de fleur d'oranger.

Autres plantes à utiliser en alternance avec les deux précédentes : **oranger** (feuilles), **mélisse** (feuilles), **tilleul** (bractées), **lavande** (fleurs).

Homéo +

IGNATIA 9 CH ou 15 CH : en cas de stress émotionnel, anxiété ou excitation nerveuse avec

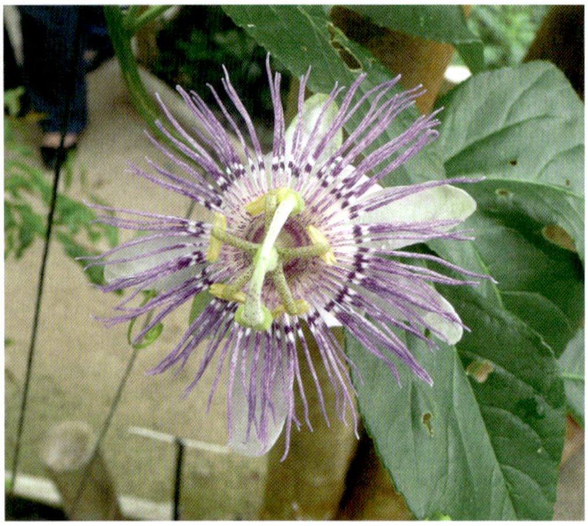

Passiflore

sensation de boules dans la gorge, prenez 3 granules 2 à 3 fois par jour pendant la période critique. À associer avec NATRUM MURIATICUM 9 CH en cas de baby blues.

GELSEMIUM 9 CH : en cas de trac (anxiété d'anticipation), tremblements, prenez 5 granules matin et soir durant la période de préparation. En cas de grande appréhension, prenez en plus 3 granules de GELSEMIUM 15 CH à intervalles très rapprochés (tous les quarts d'heure) en espaçant les prises dès l'amélioration.

Préparation à l'accouchement

La préparation à l'accouchement par homéopathie a été validée par plusieurs études cliniques. Elle permet de régulariser les contractions et de les rendre plus efficaces tout en prévenant les courbatures et l'appréhension de l'accouchement.

GELSEMIUM 9 CH, ARNICA 7 CH, ACTAEA RACEMOSA 9 CH, CAULOPHYLLUM 9CH : prenez 3 granules de chacun de ces quatre remèdes, matin et soir, à débuter 15 jours avant la date prévue de l'accouchement.

STAPHYSAGRIA 9 CH : en cas d'épisiotomie, prendre systématiquement 5 granules par jour pendant 7 jours.

Préparation

Huile de massage d'assouplissement du périnée

Dans un flacon opaque de 30 ml, mélangez :
• 10 ml d'huile de rose musquée
• 5 ml d'huile de germe de blé
• 5 ml d'huile d'onagre
• 5 ml d'huile d'argan
• 10 gouttes d'huile essentielle de lavande vraie (*Lavandula angustifolia*)
• 10 gouttes d'huile essentielle de bois de rose (*Aniba rosaeodora*)
• 5 gouttes d'huile essentielle de petit grain bigaradier (*Citrus aurantium*, feuilles)

Faites un massage sur la zone périnéale avec quelques gouttes de ce mélange, 1 à 2 fois par jour, à partir du 5e mois.

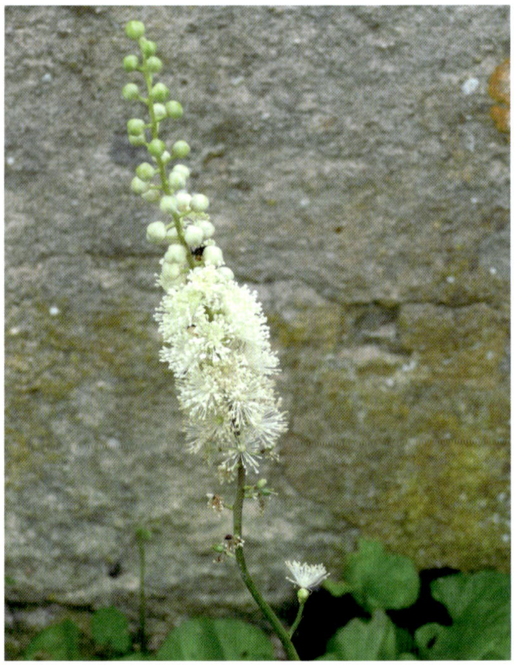

Actée en grappe (Actaea racemosa)

Préparation du périnée

Lors de l'accouchement, le tissu périnéal se distend pour laisser passer le bébé. Le massage régulier de cette zone fragile la rend plus souple et plus tonique pour un accouchement facilité.

Allaitement

Continuez les cures de prêle pendant toute la durée de l'allaitement. Certains aliments favorisent la lactation (lentilles, pois chiches...). La nature nous offre aussi plusieurs plantes galactagogues (stimulant la sécrétion lactée). Citons le fenouil, le fenugrec, l'anis vert, l'aneth, le galéga, le carvi... La tisane constitue la meilleure façon de les utiliser puisque pour avoir du lait il faut d'abord boire !

Crevasses du mamelon

Séchez soigneusement les mamelons après chaque tétée, puis appliquez la crème homéopathique "Castor equi" (en pharmacie) en prenant soin d'ôter toute trace de crème avant l'allaitement, à l'aide d'un peu d'huile d'olive. Puis rincer simplement à l'eau (le savon dessèche).

Préparation

Tisane galactagogue

Anis vert (semence) : 50 g
Fenouil (semence) : 30 g
Galéga (plante entière) : 30 g
Carvi (semence) : 30 g
Fenugrec (semence) : 30 g
Ortie piquante (feuille) : 30 g

Prenez 1 cuillerée à café de ce mélange pour 1 tasse d'eau bouillante.
Laissez infuser 10 minutes. Filtrez et buvez à volonté (environ 1 litre par jour). Préparée à l'avance, cette tisane se conserve 24 heures.

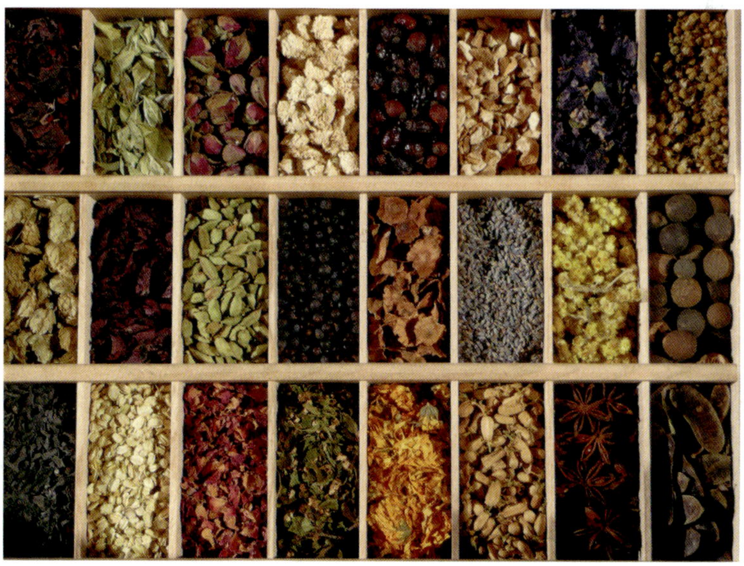

Ménopause

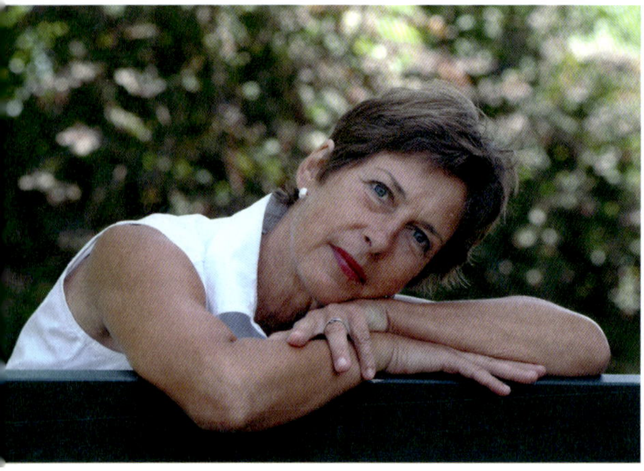

Sans être une maladie, la ménopause est une étape importante dans la vie d'une femme. L'arrêt de la fécondité est parfois vécu comme une entrée dans la vieillesse.
Or, la médecine chinoise associe la ménopause au printemps. Preuve que cette période peut aussi être perçue comme un renouveau !
Avec l'opportunité de vivre un peu plus "pour soi" ! Les femmes qui vivent bien leur ménopause sur le plan psychologique en subissent moins les désagréments.
La ménopause se caractérise par l'arrêt des règles et une diminution notable des sécrétions hormonales : tout d'abord, la progestérone (péri-ménopause), suivi des estrogènes (ménopause).
Cette transformation s'accompagne de troubles désagréables mais variables : bouffées de chaleur, sueurs nocturnes, irritabilité ou tristesse, dessèchement de la peau, perte de libido...

Conseils hygiéno-diététiques

À l'heure actuelle, tout le monde s'accorde à dire que les symptômes de la ménopause sont considérablement réduits grâce à un moral au beau fixe, la pratique d'un exercice physique régulier et une nutrition appropriée. Il faut :

• Apporter des quantités suffisantes de calcium : yaourts, gruyère, soja, légumes et fruits verts et jaunes (cresson, épinards, endives brocolis...), persil frais, légumes secs, sardines, crevettes...

• Consommer beaucoup de légumes et de fruits, sources de vitamines, minéraux et autres nutriments indispensables. Certains (comme le soja), riches en phytoestrogènes, freinent les désagréments de la ménopause (bouffées, perte osseuse).

• Manger moins de viande : les protéines animales acidifient le sang avec comme conséquence l'obligation pour l'organisme de rétablir l'équilibre en puisant le calcium de l'os !

• Réduire la consommation de café, de sucre et de sel (le sel favorise l'élimination urinaire du calcium !)

• Préserver un taux suffisant des vitamines impliquées dans la prévention de l'ostéoporose : la vitamine D (surtout synthétisée grâce à l'exposition solaire) est présente dans les poissons gras (thon, sardines), le foie, les œufs (jaune) ; la vitamine K, dans tous les choux (de même que le calcium).

Bouffées de chaleur

L'insuffisance en œstrogènes stimule la production d'hormones au niveau central (système nerveux), ce qui entraîne les bouffées de chaleur et la sudation. Mais si ces symptômes sont gênants, il n'en demeure pas moins qu'ils sont bénéfiques : la vasodilatation (liée aux bouffées de chaleur) contribue, par exemple, à une bonne

Les plantes de la péri-ménopause et de la ménopause

La ménopause "au naturel" peut faire appel aux plantes à activité "hormonale". Mais leur utilisation doit se faire sous validation d'un médecin phytothérapeute car chaque femme vit une ménopause différente.

Au cours de la péri-ménopause, la production de progestérone diminue : l'emploi des plantes progestéroniques est alors majoritaire.

Citons parmi elles, l'alchémille, l'achillée millefeuille, l'onagre.

La ménopause signe ensuite le "tarissement" de la sécrétion des estrogènes (une sécrétion résiduelle existe toujours). L'utilisation des plantes à activité "estrogène" est envisagée avec le trèfle rouge, la luzerne, le houblon, le soja, les graines de lin, la sauge... Ces plantes ne doivent pas être employées à la légère, d'autant qu'elles sont déconseillées aux femmes ayant des antécédents de cancer hormonodépendant.

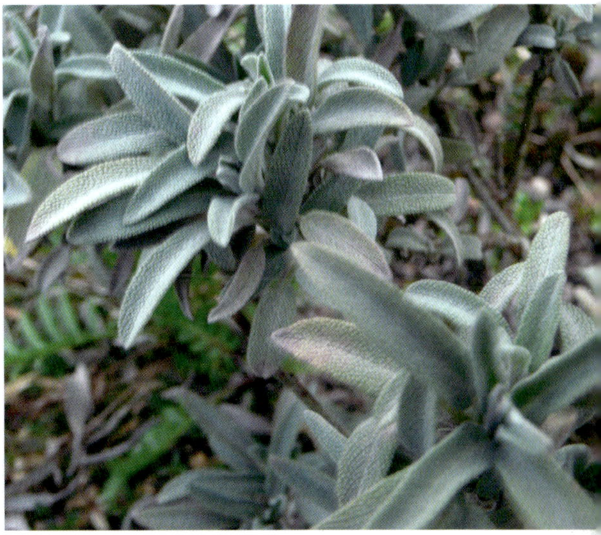

Sauge officinale à petites feuilles

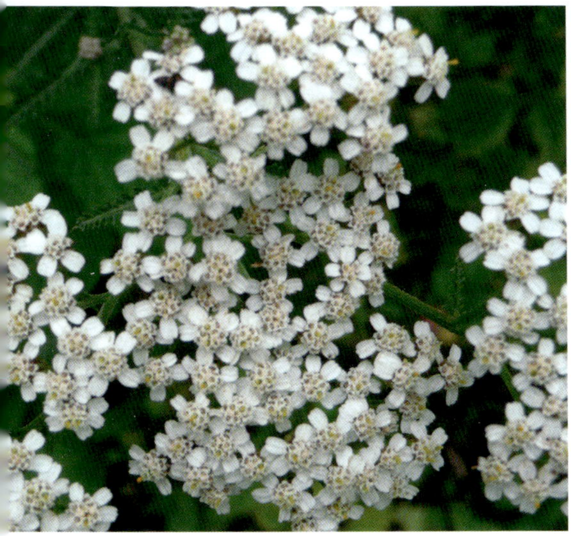

L'achillée millefeuille, une des plantes progesterone-like

irrigation cérébrale. **Premiers conseils :** prenez la bouffée qui arrive avec sérénité en l'imaginant comme une vague qui monte et puis se retire... En cas de réveils nocturnes, trempez les deux avant-bras dans un lavabo d'eau froide quelques instants ; la fraîcheur apaise et permet de retrouver rapidement le sommeil.

La majorité des plantes actives sur les bouffées sont dites "estrogéniques" (voir l'encadré ci-dessus). À ce titre, leur emploi doit se faire avec l'accord de votre médecin phytothérapeute car suivant le cas, il peut s'avérer souhaitable d'y adjoindre une plante de type "progestéronique" afin de ne pas déstabiliser votre équilibre de base.

Sauge officinale (feuilles), aubépine (sommités fleuries) : prenez 1 cuillerée à café du mélange suivant : 2/3 sauge, 1/3 aubépine, pour 1 tasse d'eau bouillante. Laissez infuser 10 minutes, filtrez et buvez 2 à 3 tasses par jour. Cette tisane agit également sur les suées nocturnes tout en apportant un apaisement. Ces plantes sont aussi disponibles en gélules ou suspensions de plante fraîche. À utiliser en cures de 7 à 10 jours, à renouveler plusieurs fois en ménageant des interruptions de quelques jours.

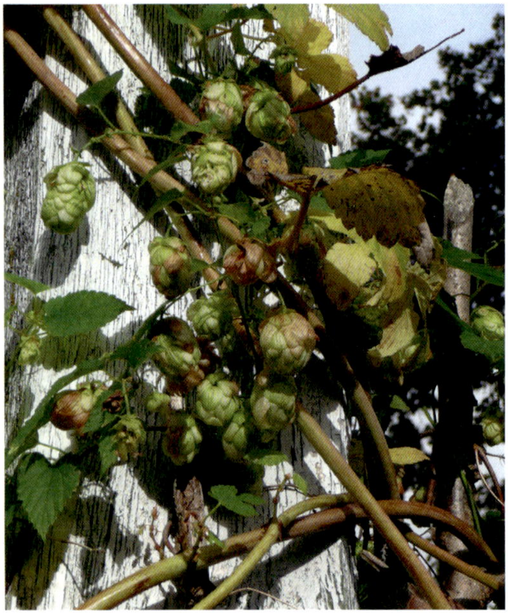

Cônes de houblon

Préparation

Transpiration excessive

Profitez d'une balnéothérapie "maison" : préparez une décoction avec 50 g de chêne (écorce) et 100 g de sauge (feuilles) dans 1 litre d'eau.

Après une ébullition douce de 15 minutes, versez le liquide (après avoir filtré) dans l'eau du bain.

Parallèlement, mélangez 15 gouttes d'huile essentielle de cyprès (*Cupressus sempervirens*, rameaux) et 10 gouttes d'huile essentielle d'ylang-ylang (*Cananga odorata*, fleurs) ou de lavande, dans un dispersant pour bain.

Ajoutez l'ensemble à l'eau du bain tiède et restez-y environ 20 minutes. Ce bain soulage aussi les bouffées de chaleur.

Houblon (cônes) : à ajouter au mélange précédent, en cas de signe androgénique (pilosité augmentée) ou d'insomnie. Dans ce cas, mélangez les plantes à parts égales en suivant le même protocole d'emploi.

Il n'y a pas si longtemps, nos grand-mères fabriquaient des coussins remplis de cônes de houblon qu'elles glissaient dans les oreillers pour s'endormir...

Homéo +

SANGUINARIA 7 CH ou 9 CH : en cas de bouffées localisées au visage accompagnées de maux de tête, prenez 3 granules 3 fois par jour.

LACHESIS 7 CH ou 9 CH : en cas de bouffées (nuit et jour) accompagnées de sueurs, qui semblent monter de la poitrine vers la face, avec la sensation de ne rien supporter autour du cou, prenez 3 granules 3 fois par jour.

Prévention de l'ostéoporose

La diminution des hormones féminines favorise la déminéralisation et les rhumatismes.

Premiers conseils : dans la pratique, lorsque le risque de fractures est faible (majorité des cas), une bonne activité physique (la traction exercée par les muscles stimule l'os qui est un tissu vivant, en perpétuel remodelage !), une alimentation de qualité associé à un traitement phytothérapique ou homéopathique est suffisant pour prévenir les conséquences néfastes de chutes (col du fémur).

La prêle des champs : grâce à son extrême richesse en minéraux, en particulier le silicium, la prêle fait partie des remèdes naturels les plus minéralisants ! En effet, la silice intervient dans la reconstruction du cartilage et la consolidation osseuse. D'autre part, la silice d'origine végétale, encore appelée silice organique favorise le transfert du calcium vers l'os (contrairement à la silice minérale !). La poudre de prêle constitue (avec la suspension intégrale de plante fraîche) la meilleure forme d'utilisation à raison de 1,5 g à 3 g (2 à 3 cuillerées rases, à café) par jour, en cures de 3 mois, à renouveler.

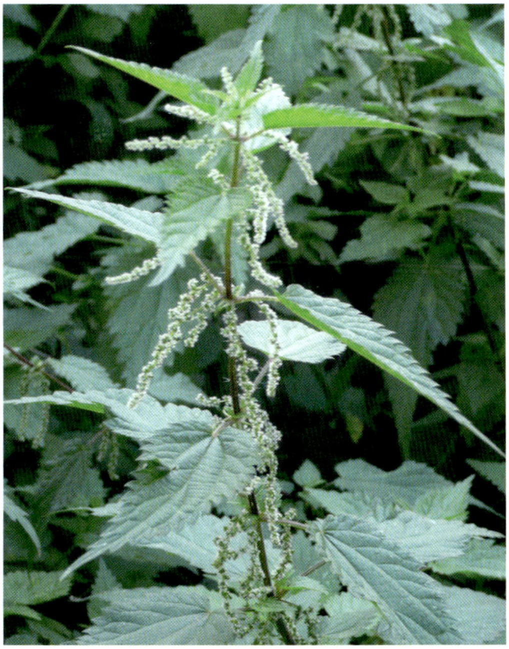

Ortie piquante

Autres plantes intéressantes : **l'ortie piquante (parties aériennes)**, également très riche en minéraux et vitamines (fer, silicium, acide folique...), agit favorablement sur les cartilages, la peau, les ongles, la chute des cheveux et la fatigue. Consommée à volonté en plante alimentaire (soupe, comme des épinards...) ou sous forme de gélules ou suspension de plante fraîche, elle s'utilise en complément ou en alternance de la prêle.

Le bambou : l'exsudat de la tige du bambou est connu pour sa teneur très élevée en silice. Vous pouvez en faire des cures, régulièrement, en alternance avec les plantes précédentes.

Dessèchement de la peau et des muqueuses

Premier conseil : une peau desséchée est avant tout une peau déshydratée ! Nous ne buvons jamais assez ! C'est encore plus vrai à la ménopause. En buvant de l'eau, la peau est hydratée et les toxines s'éliminent. Buvez plus de 2 litres d'eau (ou de tisanes) par jour.

La prêle : (encore elle !) notre peau renferme naturellement un taux élevé de silicium, mais celui-ci décroît avec l'âge, ce qui participe au vieillissement de la peau. La silice apportée par la prêle joue ici un rôle important sur le maintien et le renouvellement du tissu conjonctif (tissu de soutien de la peau). La peau restera plus ferme, plus résistante et beaucoup plus souple. Même posologie que précédemment.

Huiles d'onagre et de bourrache : ces deux huiles végétales, riches en acides gras essentiels oméga 6 (indispensables aux membranes cellulaires), permettent de lutter efficacement contre le dessèchement cutané responsable (entre autres) du vieillissement prématuré de la peau. Elles s'utilisent par voie interne sous forme de capsules généralement dosées autour de 500 mg. L'idéal est de les absorber en cures de 20 jours par mois à raison de 2 capsules par jour, soit en alternance, soit complémentairement avec des capsules d'huile de rose musquée (régénératrice de l'épiderme) ou d'acides gras essentiels de la série oméga-3 (voir page 134).

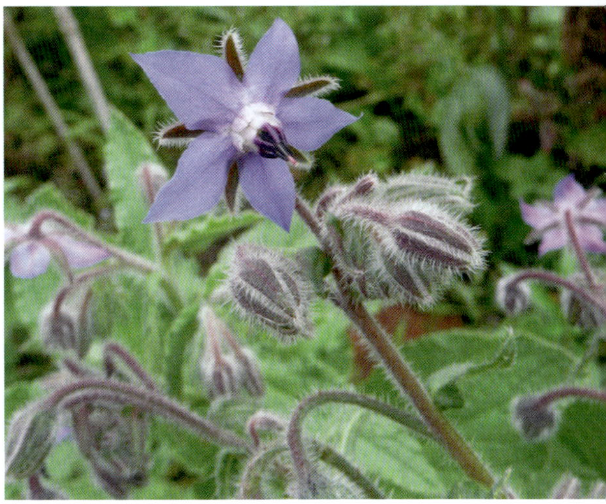

Les graines de la bourrache donne une huile végétale très prisée

Préparation

Complexe de beauté revitalisant anti-âge

Dans un petit flacon opaque de 10 ml, mélangez les huiles essentielles suivantes :

25 gouttes de santal (*Santalum album*, bois)
25 gouttes ylang-ylang (*Cananga odorata*, fleurs)
20 gouttes de carotte (*Daucus carota*, graines)
20 gouttes de rose (*Rosa damascena*, fleurs)
20 gouttes de petit grain bigaradier (*Citrus aurantium*, feuille)
10 gouttes de ciste (*Cistus ladaniferus*, rameaux)

Ajoutez 1 ml de chaque huile végétale suivantes : onagre, bourrache, germes de blé et rose musquée. Mélangez bien (vous pouvez remplacer l'huile essentielle de rose par celle de géranium, moins coûteuse). Mode d'emploi : chaque jour, mélangez 1 goutte de ce complexe à la dose de votre crème (de jour ou de nuit) avant l'application sur le visage.

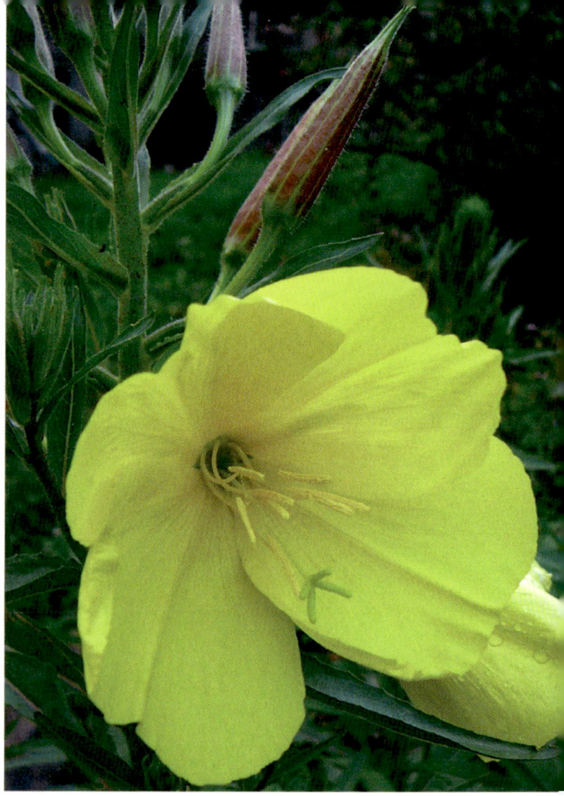

Les graines pressées de l'onagre donnent une huile nourrissante

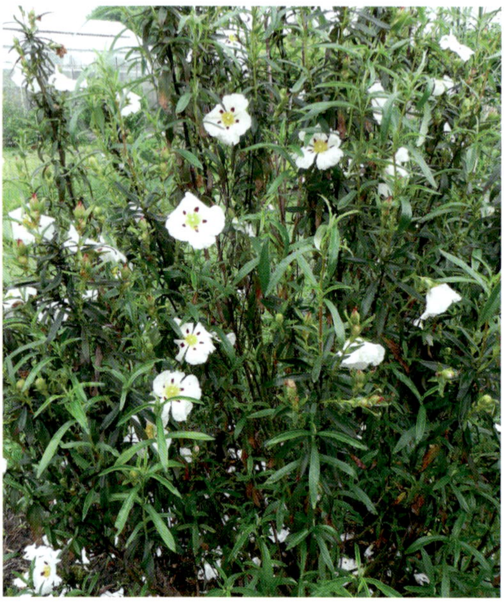

On extrait du ciste ladanifère de l'huile essentielle

Sécheresse vaginale

Suite à la baisse de sécrétion d'estrogènes, les sécrétions vaginales s'amenuisent, la muqueuse se dessèche et perd son élasticité. Cela peut ensuite favoriser les cystites à répétition : 50 % des femmes en souffrent !

Huile d'onagre : très riche en acides gras essentiels, elle s'applique quotidiennement localement sans inconvénient ; elle régule l'hydratation et préserve la muqueuse du vieillissement précoce.

Irritabilité, troubles du sommeil

Les perturbations hormonales et leurs retentissements sur le système nerveux expliquent les changements d'humeur et l'insomnie fréquemment observés au moment de la ménopause.

Premiers conseils : ne laissez pas s'installer les troubles mais au contraire, préoccupez-vous en dès leur apparition sous peine de voir la fatigue s'accumuler (suivie éventuellement d'un état dépressif). Veillez à faire des cures régulières de magnésium et mangez les aliments riches en tryptophane (céréales, légumes secs, pommes de terre, légumes) dont l'apport insuffisant favorise la déprime.

Les plantes vous aideront à passer ce cap sans problèmes (voir aussi les plantes citées dans le chapitre "grossesse").

Valériane (racine) : sédative et relaxante, elle améliore nettement la qualité du sommeil. Prise avant le coucher, elle tarit le flot d'idées qui empêchent l'endormissement. Son odeur désagréable limite son utilisation en tisane. En cas de sommeil très perturbé, avalez 2 prises à environ 2 heures d'intervalles : 1 prise après le repas et 1 autre, un quart d'heure avant le coucher (sous forme de gélules ou suspension de plante fraîche).

Mélisse (feuilles) : cette plante rééquilibrante nerveuse agit efficacement contre le stress, l'anxiété et tous les spasmes digestifs douloureux (fréquents à la ménopause). Vous l'emploierez à raison de 3 prises par jour sous forme de tisane, suspension de plante fraîche ou de gélules.

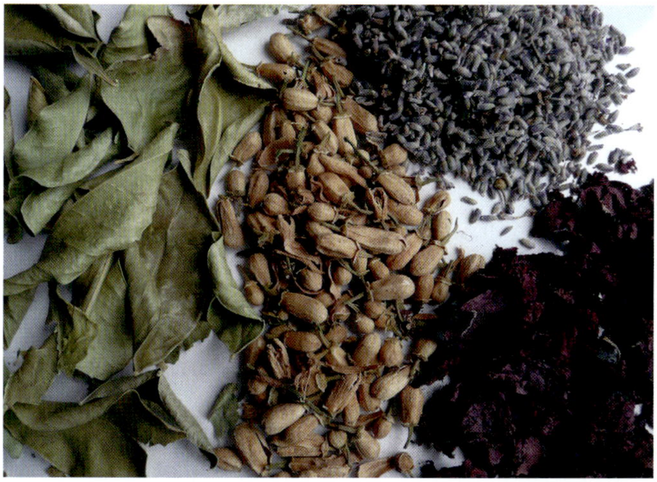

Plantes calmantes séchées :lavande, coquelicot, feuilles et boutons d'oranger

Les seniors

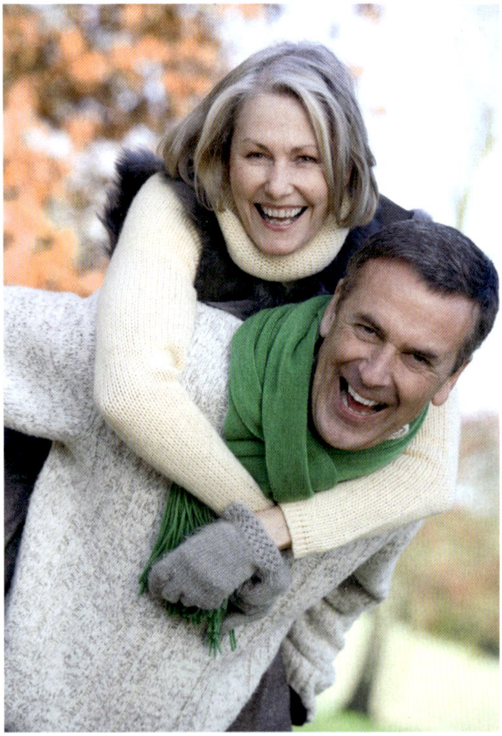

Le vieillissement est un simple voyage à travers le temps. D'un côté, les conditions de vie (meilleure hygiène, progrès médicaux...) s'améliorent, mais de l'autre, le stress, la pollution ainsi que notre alimentation défaillante pèsent négativement sur notre organisme. Au final, nous vivons plus longtemps mais pas toujours en bonne santé ! Une fois de plus, la qualité et la diversité de notre alimentation, un exercice physique régulier et adapté, accompagnés d'un état d'esprit empreint de sérénité assurent un passeport pour continuer à se sentir jeune... naturellement !

Conseils diététiques

Sel : diminuez fortement votre consommation de sel, en le remplaçant si besoin par du bicarbonate de potassium, en pharmacie. Plus on absorbe du sel en excès, plus le calcium s'élimine dans les urines en favorisant l'ostéoporose.

Oméga-3 : ces acides gras essentiels jouent un rôle capital : ils préviennent les maladies cardiovasculaires et certains cancers, entretiennent la souplesse des articulations, abaissent le taux trop élevé des triglycérides, agissent favorablement sur le stress ou l'anxiété et sont indispensables au bon développement du cerveau du fœtus et du nouveau-né. Des données récentes ont montré que manger du poisson gras (maquereau, saumon, sardine, hareng, truite) régulièrement réduisait le risque de développer la maladie d'Alzheimer. Les autres sources d'omégas-3 sont les huiles de noix, soja, colza.

Chou : légume extrêmement bénéfique pour la prévention anti-cancer. Mangez-le sous toutes ses formes (chou vert, chou rouge, brocolis, chou-fleur, choucroute...), cru ou cuit.

"Antioxydants" : ce sont principalement les vitamines A, C, E, le bêtacarotène, le sélénium et les flavonoïdes présents dans les plantes (thé vert, raisin, cassis, oignon...). Phénomène de mode, les antioxydants sont partout. Il est vrai qu'ils ralentissent le processus de vieillissement cellulaire. Mais nous n'avons pas tous besoin d'en prendre et surtout pas à longueur d'année. Pour exemple, le bêtacarotène ne doit pas être conseillé chez les fumeurs car il augmente le risque du cancer du poumon dans cette population ! Parfois, absorber trop d'antioxydants nuit à l'objectif visé. Préférez toujours ceux d'origine naturelle car ils sont moins "agressifs" que ceux issus de la synthèse chimique.

Constipation

Pruneaux : pensez à les inviter plus souvent dans votre assiette ! Non seulement leur richesse en pectine, fibres et sorbitol leur confère un effet laxatif non irritant, mais ils renferment du calcium (pour les os), du magnésium et potassium (pour les spasmes et les crampes) ainsi qu'une teneur record en fer ! Une étude récente a montré leur impact bénéfique sur l'ostéoporose : il suffit d'en consommer quelques-uns tous les jours.

Pommes : cuites, elles sont laxatives mais accélèrent le transit sans irritation. En revanche, crues, elles possèdent plutôt des propriétés astringentes : on les utilise râpées pour arrêter les diarrhées des enfants.

Cholestérol

La chasse au cholestérol fait oublier qu'il est indispensable à la vie : sans lui, pas de vitamine D, ni de cortisone ou d'hormones sexuelles dans notre corps. Les conseils diététiques restent primordiaux. Privilégiez les graisses insaturées (huile d'olive, poissons gras) et limitez les graisses saturées (beurre, charcuterie, viande grasse...). Mais attention, si votre taux de cholestérol est normal, il est inutile de suivre un régime strict !

Olivier (feuilles) : surtout connue comme plante hypotensive, l'olivier diminue le mauvais cholestérol (LDL) et augmente le bon cholestérol (HDL). Faites des cures de tisane de feuilles d'olivier régulièrement.

Huile d'olive : consommée régulièrement, l'huile d'olive contribue aussi à abaisser le taux de cholestérol, grâce à l'action conjuguée des acides gras insaturés et de la vitamine E anti-oxydante. Les autres huiles favorables sont celles de tournesol, pépins de raisin et noix.

Info +

Les membranes de nos cellules contiennent des acides gras apportés par l'alimentation. Ceux-ci sont de deux types ; d'une part les acides gras saturés (AGS), linéaires, qui conditionnent une structure membranaire rigide, et d'autre part les acides gras insaturés (AGI), courbes et volumineux qui, inversement, assurent une bonne fluidité membranaire. En fonction des acides gras que nous consommons, nous "fabriquons" des membranes cellulaires plus ou moins fluides, avec des répercussions sur la santé. Par exemple, lorsque la membrane est fluide, elle accueille facilement, en son sein, les molécules de cholestérol ; en revanche, lorsque la membrane est rigide (trop de AGS), le cholestérol ne peut plus s'y intercaler et retourne alors dans la circulation sanguine avec le risque bien connu de se déposer, de s'oxyder en favorisant la création des plaques d'athérome. Cette fluidité membranaire est également capitale pour les globules rouges (diamètre de 7 microns) capables, grâce à leur déformabilité physiologique de se faufiler dans des capillaires sanguins étroits d'environ 3 microns de diamètre !

Ail : c'est un aliment médicament connu depuis l'Antiquité pour ses vertus profitant au système cardio-vasculaire : il fait baisser le taux de cholestérol et prévient les accidents vasculaires en diminuant le risque de thrombose (formation d'un caillot). En enlevant le germe vert à l'intérieur de la gousse, l'ail est plus facile à digérer. Si vous redoutez l'haleine dégagée par sa consommation, il existe des gélules enrobées qui neutralisent cet inconvénient.

Pomme : les Anglais ont toujours affirmé "qu'une pomme chaque matin éloigne le médecin". Effectivement, manger 2 à 3 pommes par jour pendant 45 jours entraîne une baisse de cholestérol allant jusqu'à 20 %, mais le mécanisme d'action n'est pas entièrement élucidé. La pomme possède d'autres qualités : peu calorique, elle freine l'absorption des sucres (intéressant pour le diabétique) tout en étant une excellente réductrice d'appétit.

Mémoire, concentration

Garder son cerveau en éveil, le faire travailler, apprendre quel que soit son âge, autant de pistes pour stimuler son extraordinaire capacité : la plasticité neuronale.

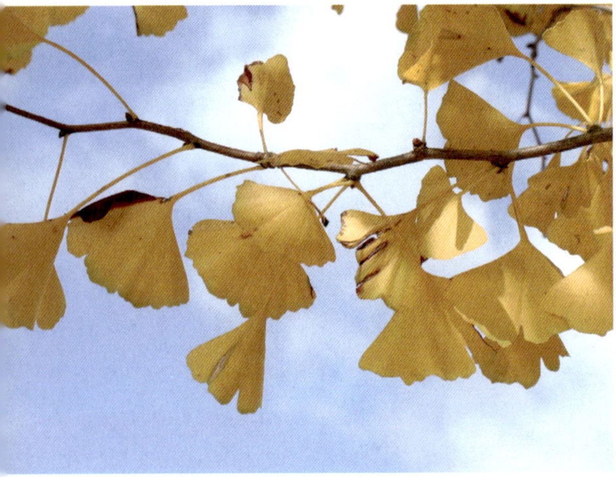

Ginkgo biloba

Ginkgo biloba (feuilles) : cet arbre mythique, d'une très grande longévité se met à notre service par analogie pour contrer nos petites défaillances : troubles de la mémoire, de la concentration, vertiges et bourdonnements d'oreille. Il peut même améliorer l'audition. Tout cela grâce à son action bénéfique sur la microcirculation sanguine (l'oxygénation du cerveau est plus efficace).

Ginseng (racine) : son action tonique générale se répercute aussi sur les performances intellectuelles. Il rend plus facile la mémorisation et lutte contres les maladies dégénératives en ralentissant le vieillissement.

Ces deux remèdes se prennent surtout sous forme de gélules (ou de suspensions liquides), 20 jours par mois ou en continu durant 3 mois.

Homéo +

KALIUM PHOSPHORICUM 9 CH et PHOSPHORICUM ACIDUM 9 CH : à prendre lorsque les troubles sont dus à une fatigue intellectuelle, à raison de 3 à 4 granules de chaque matin et soir.

Rhumatismes

Les articulations qui grincent et qui font mal ne sont pas seulement l'apanage des cheveux blancs. Conséquences de la vie moderne, ces douleurs frappent des millions de personnes. La nature nous offre un panel d'excellents remèdes d'ici et d'ailleurs (harpagophytum, curcuma).

Cassis (feuilles), bouleau (feuilles), frêne (feuilles) : redécouvrez le potentiel de ces simples plantes que vous pouvez utiliser facilement en tisanes, car boire est là encore la base d'un traitement réussi. Faites des cures régulières de 20 jours par mois, en buvant 2 à 3 fois par jour, en dehors des repas, la tisane préparée avec 2 à 3 cuillerées à soupe de plantes (unitaires ou mélangées) dans 500 ml d'eau (infusion de 15 minutes).

Saule (écorce) ou reine-des-prés (fleurs) : ces 2 plantes pourront être ajoutées en cas d'épisodes douloureux. Leur action est rapide, mais leur emploi au long cours est inutile. Si vous choisissez l'option tisane, couvrez bien l'infusion car le principe actif (l'acide salicylique) s'évapore rapidement !

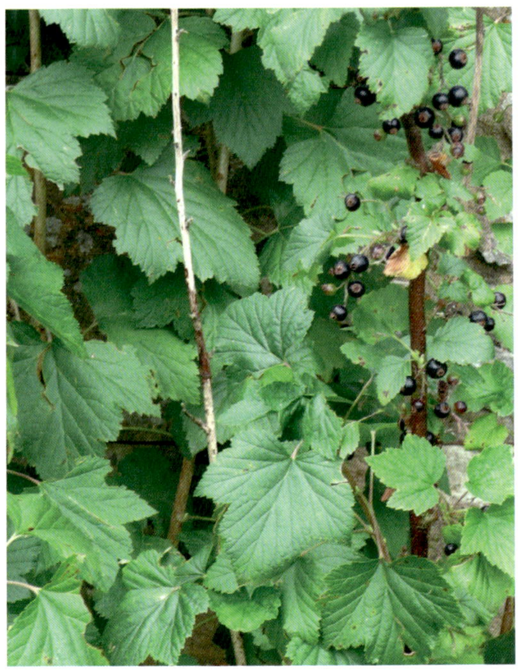

Cassis

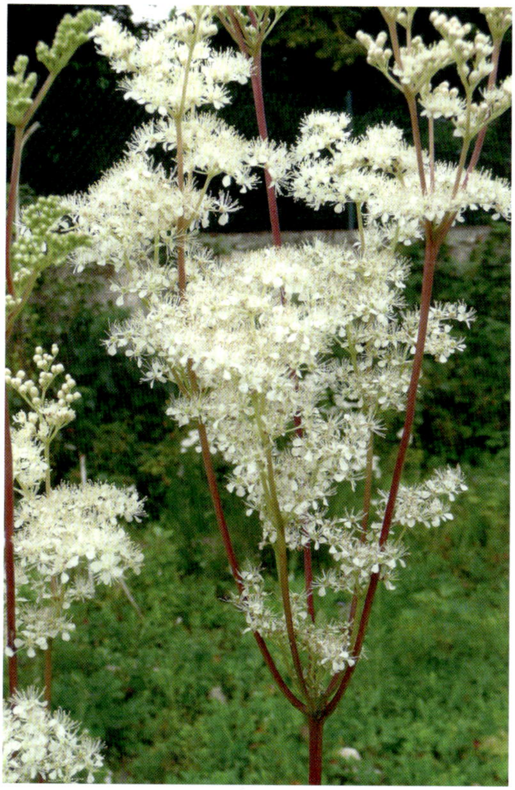

Reine-des-prés

Prêle, ortie piquante et bambou : minéralisantes, leur emploi est complémentaire (voir “ostéoporose” dans la partie “ménopause” page 130).

Glucosamine : cette substance que nous synthétisons nous-même dans l'organisme (à partir du glucose et de la glutamine) empêche par un mécanisme non totalement élucidé la dégradation des articulations. Dans les compléments alimentaires, la glucosamine est fabriquée à partir du cartilage de crustacé et doit impérativement se trouver sous forme de sulfate de glucosamine (et non pas de chlorhydrate). La dose de 1 500 mg par jour est aujourd'hui reconnue comme antalgique.

Localement, les massages sont extrêmement bénéfiques (voir les huiles de massage du sportif page 116, très efficaces aussi pour soulager les douleurs rhumatismales).

Troubles urinaires

Cystite, infection urinaire

Premier conseil : boire, boire et encore boire, au moins 2 litres par jour, de l'eau ou encore mieux, une tisane, pour éliminer. Cela suffit souvent à enrayer une cystite débutante. Chez la femme ménopausée, les infections urinaires à répétition peuvent être la conséquence d'une sécheresse vaginale.

Canneberge (*Vaccinium macrocarpon*) : plusieurs études ont montré l'effet bénéfique de cette baie rouge, de la même famille que l'airelle, sur la prévention des infections urinaires récidivantes. L'activité est liée à la présence des

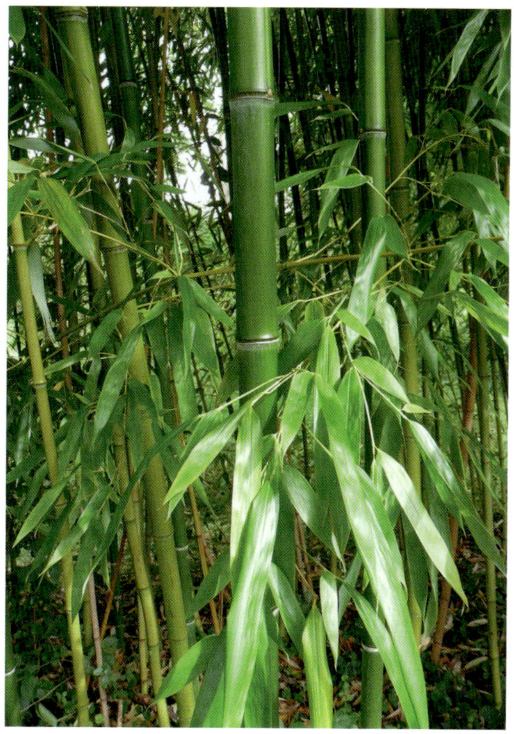

Bambou

proanthocyanidines (PAC) bien représentés dans le jus concentré de cranberry, la poudre de jus concentré, mais aussi dans les canneberges fraîches ou congelées. Elle agit en empêchant la fixation des germes (surtout les colibacilles) sur les parois des voies urinaires. Pour être efficace, la dose quotidienne doit renfermer 36 mg de PAC, à prendre 10 jours par mois ou en continu pendant 1 à 3 mois. De plus, une étude réalisée en Pennsylvanie a révélée que 3 verres de jus par jour faisait augmenter le bon cholestérol !

Bruyère (sommités fleuries) et busserole (feuilles) : l'association de ces deux plantes permet une action antiseptique et anti-inflammatoire des voies urinaires.

Troubles prostatiques

Ces troubles se manifestent par une envie fréquente d'uriner sans pouvoir la satisfaire pleinement. La vessie ne se vide pas complètement avec pour conséquence un risque d'infection urinaire.

Certaines plantes agissent en contrecarrant le grossissement progressif de la prostate (hypertrophie). Elles sont un très bon complément au traitement médicamenteux quand celui-ci devient incontournable.

L'épilobe à petites fleurs (*Epilobium parviflorum*) et **la racine d'ortie** : association très intéressante sous forme de tisane. Prenez 4 cuillerées à soupe pour 1 litre d'eau bouillante et faites infuser 15 minutes. Filtrez et buvez dans la journée.

Huile de pépins de courge : absorbez-la en capsules dosées à 500 mg, en prenant 2 capsules par jour, 20 jours par mois, en continu. Elle est un bon complément de la tisane, par son action anti-inflammatoire, décongestionnante et réductrice de l'hypertrophie.

La canneberge s'emploie aussi chez l'homme pour réduire le risque d'infection due à la stase urinaire.

Baisse de libido

Vous pouvez aussi éveiller vos sens en offrant à votre partenaire un massage des pieds et de la colonne vertébrale à l'aide de quelques gouttes d'une **huile de massage aromatique sensuelle** : dans un flacon opaque de 15 ml, mélangez les huiles essentielles suivantes :

- 18 gouttes d'ylang-ylang (*Cananga odorata*, fleurs)
- 18 gouttes d'orange douce (*Citrus sinensis*, zeste)
- 12 gouttes de poivre noir (*Piper nigrum*, baies)
- 9 gouttes de patchouli (*Pogostemum cablin*, feuilles)
- 6 gouttes de gingembre (*Zingiber officinale*, rhizome)

Complétez le flacon avec une huile végétale et agitez l'ensemble pour bien mélanger.

PRÉPARATION

Tisane stimulante sexuelle

Ginseng (racine) : 25 g
Gingembre (racine) : 20 g
Éleuthérocoque (racine) : 15 g
Kola (noix) : 15 g
Cannelle (écorce) : 15 g
Cardamome (graines) : 10 g

Mettez 2 cuillerées à café de ce mélange dans l'équivalent de 2 grandes tasses d'eau et portez à l'ébullition douce pendant 10 à 15 minutes en couvrant. Filtrez et buvez jusqu'à 4 tasses par jour.

La trousse "premiers soins"

Aloe vera (gel) ou Calendula (pommade)
Arbre à thé (huile essentielle)
Argile verte
Arnica (pommade et doses homéopathiques)
Charbon végétal
Citron (jus) ou Vinaigre de cidre
Géranium rosat (huile essentielle)
Huile d'olive
Immortelle (huile essentielle)
Lavande vraie (huile essentielle)
Lavande aspic (huile essentielle)
Menthe poivrée (huile essentielle)
Rescue (fleur de Bach)

Utiles mais facultatifs :
Camomille (infusion),
Chlorure de magnésium
Girofle (huile essentielle)
Miel (liquide)

Les trousses spécifiques

Séjour à la mer

Aloe vera (gel)
Anti-moustiques (cf. trousse campagne)
Arbre à thé (huile essentielle)
Argile verte
Lavande aspic (huile essentielle)
Ravintsara (huile essentielle)
Vinaigre de cidre

Séjour à la montagne

Acide borique
Arbre à thé (huile essentielle)
Arnica (pommade et doses homéopathiques)
Calophylle (huile) ou Calendula (crème)
Ciste (huile essentielle)
Géranium rosat (huile essentielle)
Glycérine végétale ou Huile de ricin
Lavande vraie (huile essentielle)

Utiles mais facultatifs :
Immortelle (huile essentielle)
Vinaigre de cidre

Séjour à la campagne

Apis melifica 9 CH (tube granules)
Calendula (teinture mère)
Citronnelle de Ceylan (huile essentielle)
Eucalyptus citronné (huile essentielle)
Géranium rosat (huile essentielle)
Lavande aspic (huile essentielle)
Menthe poivrée (huile essentielle)

Utiles mais facultatifs :
Bicarbonate de sodium ou Vinaigre de cidre
Estragon (huile essentielle)

En voyage lointain

Argile verte
Cannelle (huile essentielle)
Charbon végétal
Citron (essence du zeste)
Gingembre (huile essentielle)
Girofle (huile essentielle)
Menthe poivrée (huile essentielle)
Probiotiques
Répulsif à moustiques (cf. trousse campagne)
Romarin (huile essentielle CT verbénone)

Utiles mais facultatifs :
Bicarbonate de sodium
Huile d'olive
Miel
Plantes veinotoniques au choix : hamamélis, marronnier d'Inde ou vigne rouge

La trousse des tout-petits

Arbre à thé (huile essentielle)
Arnica (gel, pommade et doses homéopathiques)
Calendula (huile, pommade)
Chamomilla 9 CH (tubes granules)
Immortelle (huile essentielle)
Lavande vraie/officinale (huile essentielle)
Mandarine (huile essentielle)
Miel d'acacia
Oranger (eau de fleur/hydrolat)

Plantes en vrac pour tisanes :
Camomille (fleur), Coquelicot (fleur), Fenouil (graines), Fraisier (racine), Guimauve (racine), Lavande (fleur), Mauve (fleur), Mélisse (feuille), Menthe poivrée (feuille), Pin (bourgeons), Salicaire (plante), Tilleul (bractées), Verveine odorante (feuilles)
Ravintsara (huile essentielle CT 1,8 cinéole)
Riz (eau de)

Utiles mais facultatifs :
Bicarbonate de sodium
Camomille (huile essentielle)
Chlorure de magnésium
Citron (essence du zeste)
Lavande aspic (huile essentielle)

La trousse des activités sportives

Arnica (doses ou tubes granules homéopathiques)
Argile verte
CUPRUM METALLICUM 9 CH (granules)
Gaulthérie (huile essentielle)
Immortelle (huile essentielle)
Lavandin (huile essentielle)
Menthe poivrée (huile essentielle)
Miel
Olive (fleur de Bach)
Romarin (huile essentielle 1,8 cinéole)
Spiruline
Vinaigre de cidre

Utiles mais facultatifs :
Cannelle (huile essentielle)
Citron (essence, jus)
Gelée royale ou Pollen
Laurier noble (huile essentielle)
Plasma de Quinton (ampoules)

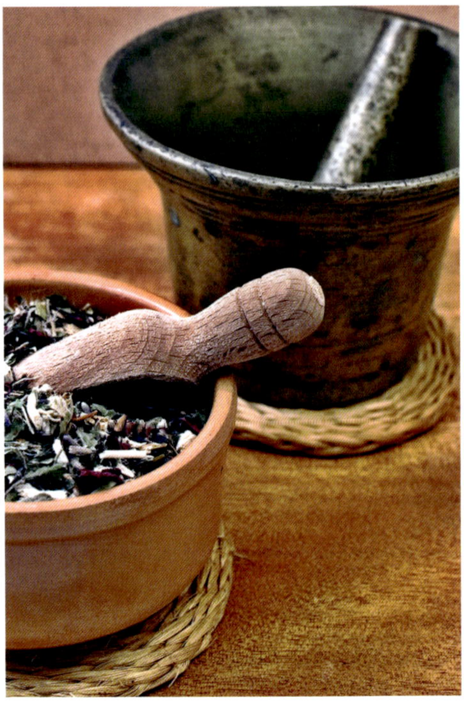

Bibliographie

AROMA NEWS n°30 *Mellaleuca alternifolia*, lettre d'information de NARD 2004

BACH Edward, *La guérison par les fleurs*, 1993 éditions Courier du livre

BAUDOUX D., *Les cahiers pratiques d'aromathérapie selon l'École française*, 2001, éditions L'Aromathérapie Professionnellement

BAUDOUX D. ZHIRI A., *Les cahiers pratiques d'aromathérapie selon l'École française,* 2003, éditions Inspir

BELZANGER-BEAUQUESNE Lucienne, PINKAS Madeleine, TORCK Monique, TROTIN Francis, *Plantes médicinales des régions tempérées*, 1990, éditions Maloine

BOEDEC Martine, *L'homéopathie au quotidien*, 2001, éditions J'ai lu

BOIRON Michelle, PAYRE-FICOT Alain, *Homéopathie – Le conseil au quotidien*, 1996, éditions Boiron

BOULET Jacques, *Dictionnaire de l'Homéopathie* 2002 édition du rocher

BOUREUX Christophe, *Les plantes de la Bible et leur symbolique*, 2001, éditions CERF

BRABANT-HAMONIC Juliette, *Remèdes traditionnels par les plantes en Normandie*, 2002 éditions Ouest-France

BRUNETON Jean, *Pharmacognosie*, 2002, éditions Tec & Doc

CALVADORI Marcus, *Tea-tree, remède universel*, 1994, éditions T & T Communication, Zurich AG

CHARRIE Jean-Christophe, *ABC de l'argile*, 2007, éditions Grancher

CHAVAUX Patrick, *La nutrithérapie de A à Z*, 2003, éditions Marabout

CLEMENT J. *La santé par les plantes*, 1979, éditions Baudouin

CRABBE Georges & Sveltana, *La ménopause et les médecines douces*, 1998, éditions Albin Michel

DEPARDIEU Françoise, LATTES Christiane, *Médicaments à proscrire ou à déconseiller*, 1961, éditions SUTIP

DORVAULT François*, L'officine*, 1982

DUKAN Pierre, *Dictionnaire de diététique et de nutrition*, 1998, éditions Le Cherche-Midi

DURAFFOURD Christian, LAPRAZ Jean-Claude, *Traité de phytothérapie clinique*, 2002, éditions Masson

FERRIS Paul, *Les remèdes de santé d'Hildegarde de Bingen*, 2008, éditions Marabout

FRANCHOMME Pierre, PENOUEL Daniel, *L'aromathérapie exactement*, 2002, éditions Roger Jollois

GIRRE Loïc, *Infusion et plantes de santé en France*, 2000, éditions Ouest-France

GIRRE Loïc, *Traditions et propriétés des plantes médicinales*, 1997, éditions Privat

JEANNIN Sabine, *Les bonnes recettes santé de nos grand-mères*, 2006, éditions Delville

KÛLLENBERG Bernd, *Les bienfaits du vinaigre de cidre*, 2003, éditions Vigot

LAVERGNE Roger, *Les plantes médicinales réunionnaises d'aujourd'hui*, 2004, éditions Orphie

LEMERY Nicolas, *Dictionnaire universel des drogues simples*, 1759, éditions d'Houry

MICHAT Lionnel, *De l'or en bouteille*, 2006, éditions Médicis

MONNIER Catherine, *Les plantes médicinales, vertus et traditions*, 2002, éditions Privat

MOREDDU Fabiole, *Le conseil pédiatrique à l'officine*, 2008, éditions Wolters Kluwer

PACAUD Gérard, *Homéopathie mode d'emploi*, 2001, éditions Marabout

PAUME Marie-Claude, *Sauvage et médicinales*, 2007, éditions Edisud

PELT Jean-Marie, *Les plantes qui nous soignent*, 2007, éditions Ouest-France

PELT Jean-Marie, *Plantes médicinales*, tomes 1, 2 & 3, 1999, éditions Connaissance et Mémoires Européennes

PENOUEL Daniel, PENOUEL Rose-Marie, *Urgences & soins intensifs*, 1998, éditions Osmobiose

PONCET Jacques-Edouard, *Homéopathie pédiatrique*, 2002, éditions Boiron

PROSPILIS Edita, *Le régime méditerranéen*, 2000, éditions Vigot

QUEMOUN Albert-Claude, *Homéopathie – Guide pratique*, 2004, éditions Leduc

REISOLU Jean-Marc, *Formulaire préparatoire d'aromathérapie en officine*, 2002, éditions MDB

RIBON Pierre, *Guérisseurs et remèdes populaires*, 1993, éditions Horvath

ROMBI Max, *La peau de la vie*, 1993, éditions Romart

ROMBI Max, *Le syndrome XXL*, 2000, éditions Alpen

ROMBI Max, *Phytothérapie – Conseils et prescriptions*, 1994, éditions Romart

SCHWEIZER Marc, *Aloès, la plante qui guérit*, 2002, éditions APB

SILBERNAGL Stefan, DESPOPOULOS Agamemnon, *Atlas de poche de physiologie*, 2004, éditions Flammarion

TELPHON Thierry, *ABC des huiles essentielles*, 2005, éditions Grancher

VALNET Jean, *Aromathérapie*, 1990, éditions Maloine

VALNET Jean, *Phytothérapie*, 1992, Maloine

VALNET Jean, *Traitement des maladies par les légumes, les fruits et les céréales*, 1985, Maloine

WICHTL Max, ANTON Robert, *Plantes thérapeutiques*, 2000, Tec & Doc

Lexique

Adsorption : rétention à la surface d'un solide (dit adsorbant) des molécules d'un gaz ou d'une substance en solution ou en suspension.

Antalgique : qui diminue la sensation de la douleur.

Antiprurigineux : qui diminue la démangeaison.

Astringent : qui resserre les tissus.

Carminatif : qui expulse les gaz intestinaux.

Chémotype : appellation qui désigne la spécificité biochimique d'une huile essentielle ; elle fait mention des composants caractéristiques et/ou majoritaires de l'huile essentielle concernée.

Céphalée : maux de tête.

Cholagogue : qui accélère l'excrétion de la bile.

Cholérétique : qui stimule la sécrétion de la bile.

Décoction : tisane obtenue en faisant bouillir la plante dans de l'eau froide (à la différence de l'infusion où de l'eau chaude est versée sur la plante).

Dépuratif : qui purifie l'organisme en éliminant les toxines par un drainage.

Diurétique : qui augmente la sécrétion d'urine.

Emménagogue : qui favorise la venue des règles.

Érythème : rougeur cutanée due à une augmentation locale de l'afflux de sang lié à une agression externe.

Essence : substance aromatique naturelle que sécrète la plante. Par extension, l'essence désigne la substance aromatique obtenue par expression mécanique à froid (essences des agrumes) qui regroupe à la fois les substances aromatiques volatiles et quelques substances non volatiles.

Expectorant : qui favorise l'évacuation par la bouche des sécrétions bronchiques.

Galactagogue : qui augmente la sécrétion lactée.

Hémostatique : qui arrête le saignement.

Huile essentielle : substance aromatique volatile extraite des plantes par une distillation à la vapeur d'eau.

Huile végétale : huile dite grasse obtenue par première pression à froid de plantes oléagineuses (amande, noisette, noix de macadamia, noix, olive...).

Hydrolat aromatique : vapeur d'eau condensée recueillie à la fin de la distillation d'huile essentielle et qui contient un peu moins de 5 % de substances aromatiques.

Hypoglycémiant : qui abaisse la glycémie, c'est-à-dire le taux de glucose (sucre) dans le sang.

Mucolytique : qui fluidifie les sécrétions bronchiques (mucus).

Photosensibilisant : se dit d'une substance qui provoque un érythème sous l'effet des rayons du soleil, au niveau des parties de la peau où elle a été appliquée.

Index des affections

Index des remèdes

Les remèdes signalés en gras font l'objet d'une "fiche remède" à part entière.

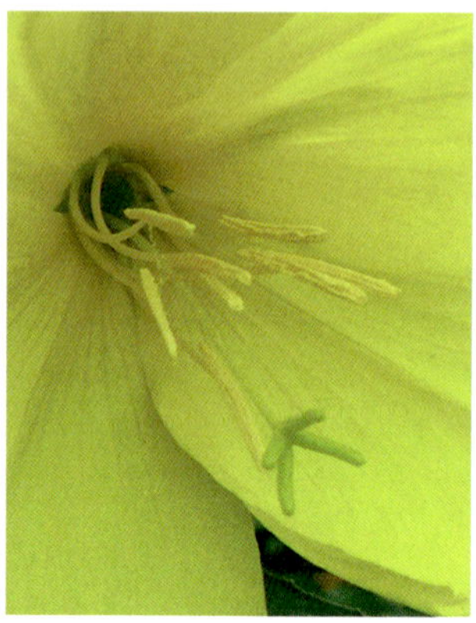

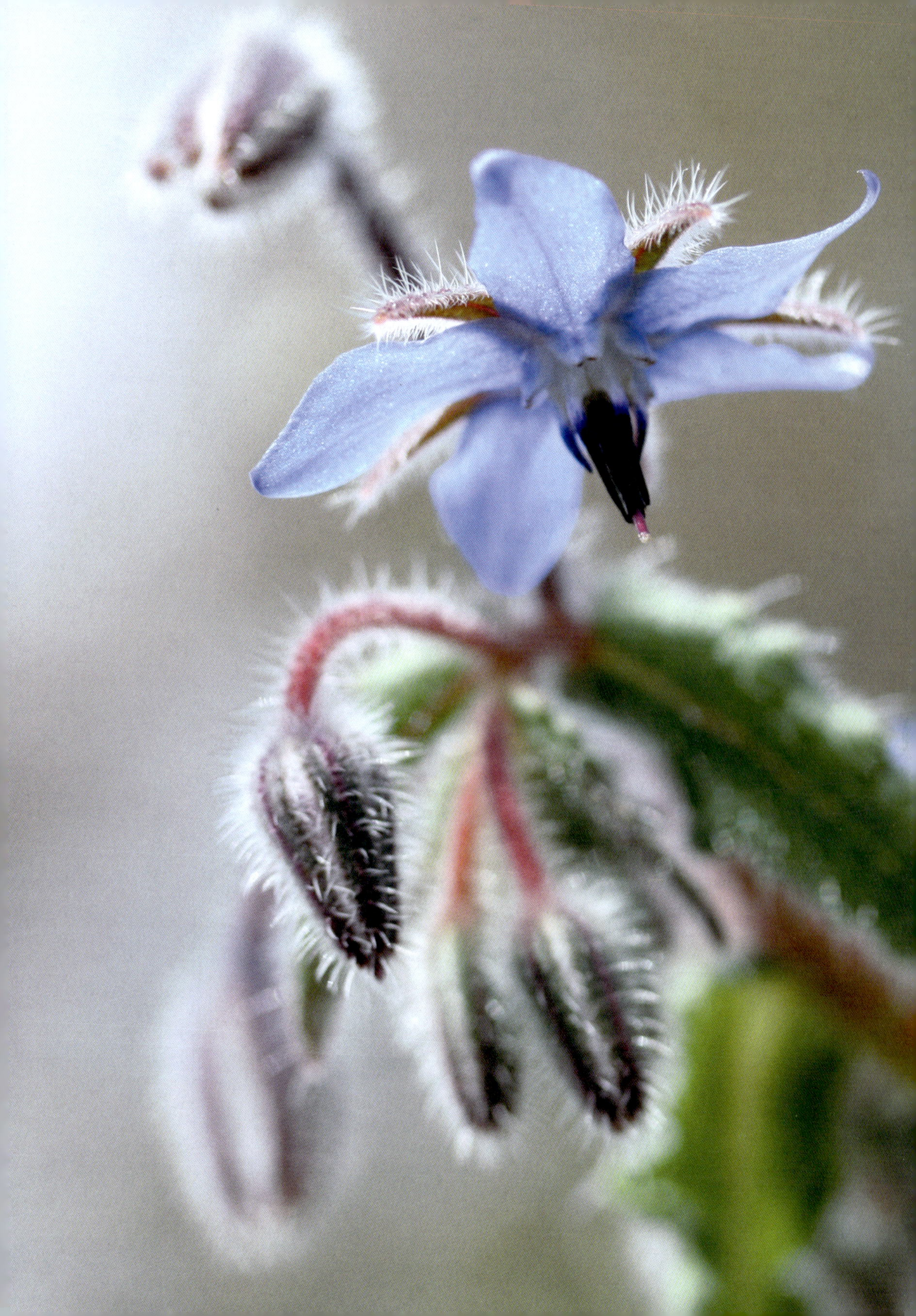

Table des matières

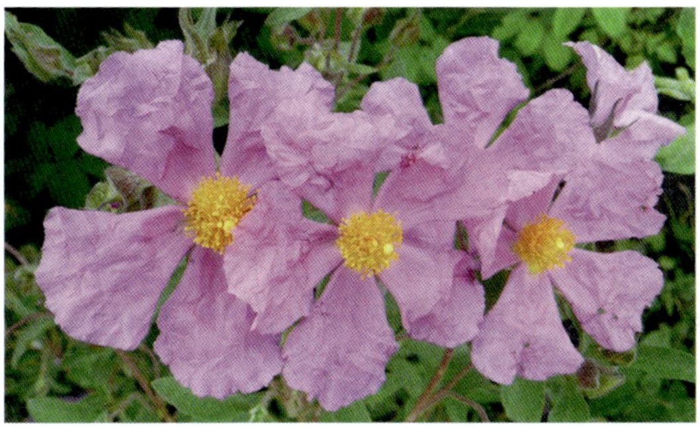

Achevé d'imprimer en août 2009
Dépôt légal 3e trimestre 2009
Imprimé en UE